"La creatività da sola non è sufficiente se non supportata da strategie di Marketing correlate da una conoscenza specifica del mercato odontoiatrico."

Riccardo Lucietti

Riccardo Lucietti

GENERARE VALORE

5 elementi che generano **valore** e mantengono in equilibrio l'ecosistema del tuo **Studio Dentistico**

ideandum

Ideandum Srl
Sede legale
Via G. Marconi 6
Bolzano Vicentino, Vicenza
Sede operativa
Via Vecchia Ferriera 5
Vicenza

info@ideandum.com
www.ideandum.com

Prima pubblicazione 2022.
© 2022, Stampato e rilegato in Italia da Amazon Italia Logistica Srl - Torrazza Piemonte (TO)

Supporto e ricerca testi: Dario Lucietti
Progetto grafico: Monica Calandra
Copertina: Monica Calandra e Michela Cutrona

Indice

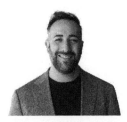

RICCARDO LUCIETTI
Imprenditore, Sognatore, Consulente Strategico
Presidente e Fondatore di Ideandum

Ciao sono Ric,
passione per il lavoro e spirito di iniziativa hanno da sempre prevalso nel mio modo di lavorare. Sono interessato e appassionato a tutto ciò che è Marketing Strategico, Vendita Strategica, generazione di valore... in poche parole, aiutare a convincere le persone!

Negli anni ho capito che procedure operative e protocolli adeguati migliorano lo sviluppo delle aziende, che le risorse umane sono un patrimonio inestimabile, e che la mia missione, come imprenditore, è tutta da scrivere... con costanza e determinazione.

Annovero diverse esperienze in prestigiose multinazionali operanti nel mercato dentale in ambito Sales & Marketing. Nel 2013 ho fondato Ideandum, Azienda che si occupa di formazione e Marketing nel Settore Dentale e Medicale.

Profilo Linkedin: www.linkedin.com/in/**riccardolucietti/**
Profilo Facebook: www.Facebook.com/**rlucietti**
Sito Web Ideandum: **www.ideandum.com**

Dicono di me

ELE HAGI

Head of education and Marketing presso B&B Dental
Dinamico e pieno di energia, molto focalizzato e con i piedi per terra. La collaborazione con Riccardo è sempre spunto di riflessione e porta alla creazione di progetti concreti e realistici.

FRANCESCA SAVASTANO

Marketing e Communication Manager | Project Management | Press release | Online Communication Strategy | Event Management | Budgeting
Ho conosciuto Riccardo qualche anno fa per lavoro. Riccardo è un grande professionista, ma soprattutto un grande e talentuoso imprenditore: creativo, disruptive. Un giusto mix di coraggio e innovazione che è il vero valore aggiunto quando si è a capo di una azienda. Raccomanderei Riccardo non solo per le competenze e l'abilità di comprendere e prevedere il mondo digital e la comunicazione moderna, ma anche per il valore aggiunto che sa dare fornendo sempre validi input e strategie.

CLAUDIO TESTA | REINHOLD SEDAZIONE COSCIENTE

Titolare presso D.G.M. distribuzione gas medicali
Riccardo, persona preparata e competente. Grande esperienza nel settore dentale maturata in molti anni sul campo, messa a disposizione delle più evolute tecnologie di Marketing digitale.

ALESSANDRO SCHILLACI

Account Executive presso Dental Monitoring
Riccardo è la prima persona che ho conosciuto in ambito dentale a cena , il mio primo giorno di lavoro come TM Invisalign. Siamo stati colleghi per circa 4 anni ed è stato un riferimento per me e per altri colleghi. Ha raggiunto parecchi risultati e ricordo un premio come miglior venditore, meritatissimo. Quello che poi è riuscito a costruire con Ideandum è storia più recente ma ancor più sorprendente; 70 collaboratori e centinaia di studi con cui ha collaborato sono un patrimonio unico nel suo genere. D'altra parte la determinazione di Riccardo e la sua conoscenza del mercato in cui opera unita alla passione per Marketing e Management non hanno potuto che generare il suo successo. Il bello di tutto ciò sta nel fatto che conoscendolo, ho la percezione che questo non sia un punto di arrivo ma di inizio e che i successi presenti e futuri non cambiano né cambieranno il carattere del ragazzo determinato ma sensibile conosciuto dieci anni fa.

DAVIDE SCHIEPPATI

CGM Corporate M&A | Financial Analyst CGM Corporate M&A | Financial Analyst
Ho conosciuto Riccardo alcuni anni fa, iniziando un percorso prima di affiancamento e poi di partnership nel mondo dentale. Marketing e formazione per gli studi odontoiatrici sono i settori in cui Riccardo fa valere tutta la sua esperienza.

SUSI MAROTTI

Responsabile comunicazione e Marketing UNIDI e Expodental Meeting
Riccardo Lucietti è il leader di Ideandum, il gruppo specializzato nel Marketing odontoiatrico che lui stesso ha costruito. Ma le competenze di Riccardo travalicano il mondo della odontoiatria e attengono a tutto l'articolato mondo della comunicazione. Grazie a lui ho potuto approfondire le mie conoscenze e, merce rara, accrescere le mie competenze. Peculiarità di Riccardo è la capacità di visione, sa cogliere e interpretare i progetti all'interno di un doppio asse, cronologico e fisico. Personalità poliedrica, Riccardo lavora su molteplici fronti dedicando a tutti lo stesso fervore, sempre un grande entusiasmo e lo sguardo aperto, libero da pregiudizi.

LEONELLA CALIARI

Ortodontista presso Centro Ortodontico Vicentino
Riccardo è una persona affidabile, rispettoso del nostro tempo e sempre pieno di idee nuove. È anche simpatico e non pieno di sé, quindi si può relazionare con un professionista competente con un'aura non stressogena.

ANTONELLA ROMANINI

Consulente Marketing per piccole aziende e professionisti | Strategia Marketing e Comunicazione | LinkedIn Trainer | Content Creator | Formatrice | Consulente di Business | Speaker e Podcaster
Riccardo è un professionista di altissimo livello. Conosce perfettamente il mercato ed è in grado di interpretare le esigenze dei propri clienti. È una figura manageriale seria e affidabile, con obiettivi chiari e raggiungibili.
Capace di gestire un team di risorse con spirito di iniziativa, coinvolgimento e professionalità.

INTRODUZIONE

Spinto dalla curiosità di cominciare la lettura di un nuovo libro, spesso cadevo nell'errore di non leggere l'introduzione.

Con il tempo ho capito che ogni riga letta ha un perché e quindi mi vedo ora, all'inizio di questo lavoro, motivato a "dare il via" in modo appropriato, facendo la tua conoscenza e ringraziandoti per il tempo che mi dedicherai.

Mi chiamo Riccardo e sono il Presidente di Ideandum. Ma prima di tutto sono un imprenditore. Sono giunto a ricoprire questo ruolo maturando le competenze di oltre quindici anni "sul campo" nel mondo odontoiatrico.

Ho iniziato nel settore dei depositi dentali, successivamente nella multinazionale Phibo che si occupa di implantologia dentale e, per i sei anni a seguire, in Invisalign, dove ho vissuto l'esperienza più significativa, prima di iniziare, otto anni fa, l'avventura di Ideandum. Negli anni precedenti alla fondazione della mia azienda mi sono dovuto misurare in un ambiente molto competitivo, con obiettivi perennemente ambiziosi, da conseguire su un territorio ostico e non preparato a soluzioni innovative ed efficaci. Proprio per affrontare questa realtà, interessandomi di Marketing e di gestione aziendale e spinto da una sorta di vocazione, ho iniziato a mettere in atto alcuni basilari principi di Marketing.

Sono stati anni di continue conferme e smentite che mi hanno tolto il sonno per parecchie notti, nell'intento di costruire un "sistema" di Marketing che mi consentisse di raggiungere nel modo migliore il maggior numero di interlocutori (clienti) verso i quali indirizzare nella maniera ottimale la mia comunicazione e quindi far comprendere la bontà delle proposte mie e dell'Azienda che rappresentavo.

La passione, l'impegno e la costanza di cercare nuove vie alla fine mi hanno portato risultati importanti che mi sono stati riconosciuti in ambito internazionale. Proprio nel momento in cui avrei potuto "sedermi sugli allori", ho sentito l'esigenza di cimentarmi con ancor più forza e motivazione nel mondo del marketing e della comunicazione, un contesto lavorativo di cui avevo compreso le meccaniche tecniche e le grandi opportunità, trasferendo e sviluppando le conoscenze apprese nel mio settore di appartenenza, ovvero quello dentale, per rispondere in maniera adeguata e competente alle esigenze di un mercato in rapido cambiamento.

Ideandum è un'azienda che ho fondato nel 2013 sulla spinta di una particolare esigenza: quando ero Responsabile Nord Est di Invisalign, iniziando a promuovere l'idea di organizzare degli Open Day e parlando con i miei Clienti, avevo realizzato che non erano preparati nella gestione di questi incontri e non sapevano a chi rivolgersi per elaborare una campagna di Marketing con l'obiettivo di promuoverli a dovere. Dapprima ho provato a favorire un contatto tra gli Studi e alcune agenzie, ma ben presto ho realizzato che venivano proposti servizi con costi esorbitanti e soprattutto senza alcuna competenza specifica della realtà del settore dentale.

Un po' per gioco e un po' per sfida, ho cominciato a proporre ai clienti a me più vicini, di farmi organizzare personalmente e gratuitamente degli Open Day. Non senza nostalgia, ricordo il primo evento che ho gestito con lo Studio del Professor Massimo Ronchin di Venezia. I primi incontri furono deludenti.

Questo mi permise di capire e di mettere in discussione le "prime" dinamiche della comunicazione in ambito odontoiatrico, di comprendere che promuovere gli eventi su Facebook era il modo più efficace, ma anche di analizzare la gestione degli Open Day dal punto di vista manageriale all'interno degli Studi, ottenendo, finalmente, risultati molto significativi. Ricordo che nel 2012, suggerendo di investire ad uno Studio l'importo di 1000€ in annunci, riuscivo a portare anche 30-40 prime visite reali. Comprensibili quindi le soddisfazioni e l'entusiasmo che hanno agito come un volano in tutto ciò che facevo. Come per magia, la mia area di competenza Invisalign (il Triveneto) cominciò a raddoppiare il numero di casi Invisalign e questi risultati attivarono di conseguenza il desiderio dei miei colleghi (di altre zone di vendita) di chiedermi un contributo professionale per riuscire a replicare la bontà dei risultati che avevo ottenuto personalmente.

Ideandum nasce in questo modo.

Come non ricordare i primi passi in solitaria: un tavolino, un PC e poco altro per iniziare a costruire le prime proposte e le prime risposte alle esigenze di alcuni Studi che, avendo già conosciuto il mio operato, si fidarono di me. Nei primi anni in cui organizzavo gli Open Day di Invisalign, come conseguenza degli ottimi risultati, gli Studi mi chiedevano di seguirli a 360 gradi, di costruire un Sito Internet, di produrre una brochure, insomma una prima azione di Marketing. Mi resi conto però che fare Marketing non era sufficiente a portare risultati ottimali. Spesso gli Studi avevano al loro interno un'organizzazione che non era la migliore, non era applicato un processo di "Customer experience", il personale non era formato adeguatamente nella gestione manageriale dello Studio e pertanto iniziai a concepire e ad affiancare ai servizi di Marketing di Ideandum, anche i concetti di formazione manageriale.

Si dice che "la fortuna aiuta gli audaci".
In effetti la mia grande fortuna è stata quella di arrivare al momento giusto, con le persone giuste. Non posso tacere il piacere di avere ritrovato vicino a me persone che già stimavo, miei ex colleghi di Invisalign: dapprima Giovanni De Giovanni che è il nostro Direttore delle Operazioni; Armida Parigi, mia responsabile in Invisalign, oggi è mia socia ed è la Managing Director del dipartimento Academy legato alla formazione; Fabio Fusai, compagno di mille avventure che è l'Amministratore Delegato del Gruppo, socio e Capo del Dipartimento Marketing; Barbara Boicelli, oggi l'Area Manager del dipartimento di Academy. Alessandro Zanella, socio e direttore finanziario, mio caro amico, che ho avuto la fortuna di coinvolgere inizialmente come primo collaboratore di Ideandum. Queste persone straordinarie e tutte le persone che hanno lavorato e lavorano tuttora in questa azienda con passione e entusiasmo, hanno reso Ideandum la realtà che è oggi: un team di 70 persone grintose, motivate e competenti, un centro propulsore di innovazione e passione.

Guardandomi indietro non posso nascondere l'intima gratificazione di questa crescita (che non è ancora finita) e non posso non ricordare la fatica e l'impegno profuso e condiviso con le tante persone a me vicine. Ma soprattutto la soddisfazione di essere riuscito, in molti anni di analisi e di impegno, a costruire un "percorso" attraverso il quale centinaia di Studi hanno trovato una soluzione ai loro problemi. Non una formula magica, buona per tutto, ma un insieme coordinato, ben ponderato e collaudato, di approfondimento e di risposte adeguate alle esigenze specifiche di ogni interlocutore.

Un ulteriore apporto si è creato quando ho sentito l'esigenza di integrare la competenza teorica con quella pratica, formando assieme ad Armida Academy per affiancare, valutare e suggerire "sul campo", azioni che potessero migliorare tutta una serie di interazioni che si generano nell'area extra-clinica. Insomma: cosa posso fare per te e come possiamo farlo assieme. Proprio per far comprendere i concetti che saranno sviluppati in questo libro, ho istituito un Corso, **la Masterclass di Marketing e Management Generare Valore**, dove sono prese in esame e spiegate tutte le azioni necessarie alla risposta di molteplici esigenze che possono essere:

» La riorganizzazione dello Studio;
» L'incremento del fatturato;
» Il passaggio generazionale;
» L'esigenza di uno Studio che funzioni anche senza di Te;
» La creazione di un Personal Branding.

È un concentrato di dieci anni di esperienza sviluppato in due giorni e mezzo, durante i quali si parla di:

» Marketing e Management Odontoiatrico;
» Gestione Risorse Umane;
» Analisi dei Numeri;
» Efficienza del Reparto Segreteria dello Studio Dentistico .

Perché scrivere questo libro?

Ho deciso di scrivere questo libro perché ritengo che il percorso che ho intrapreso con Ideandum nel settore dentale sia un'esperienza forte, concreta, vissuta sul campo, fatta di molto ascolto, comprensione e analisi di quella che è la realtà, la situazione degli Studi in un contesto in continuo divenire. Come consulente ho fatto migliaia di analisi presso gli studi dentistici e negli anni ho trovato comuni denominatori e soluzioni che mi hanno portato a ideare e creare quello che è il Nostro Metodo oggi. Un metodo basato su **cinque Elementi** che vedremo sviluppati all'interno di questo libro e che credo fortemente siano strettamente correlati. Il mio obiettivo quindi è quello di fare comprendere al professionista quanto sia necessario adottare una "visione d'insieme" in un progetto di Marketing e di gestione manageriale. Tu che mi leggi, per la natura della tua professione, lavori su alcune "aree molto specifiche", e sei necessariamente orientato ad avere un'estrema attenzione al dettaglio. Lo scopo di questo libro è quello di sensibilizzarti ad avere una visione d'insieme del tuo progetto, comprendendo la necessità di uno Studio che operi in armonia, e ricevendo i corretti suggerimenti per comprendere quali possono essere le aree all'interno della tua attività sulle quali eventualmente ripristinare un equilibrio.

Ho deciso anche di raccontarti di noi, per farti comprendere il nostro metodo, per farti avvicinare in modo pratico e non troppo teorico, al concetto del Marketing e del Management.

In questo testo troverai tanti concetti e tanti suggerimenti pratici. Chi lo ha già letto in fase di bozza mi ha chiesto se ero veramente deciso a fornire e rivelare tutti gli argomenti in esso trattati.

Ritengo che migliorare la conoscenza, la consapevolezza e la visione d'insieme, dove necessario, favorisca l'evoluzione delle persone sia sotto il profilo professionale che umano, con significativi risultati anche nel benessere personale. Io ho scelto di mettere a disposizione la mia esperienza in modo molto pratico, favorendo la valutazione e l'applicazione di opportuni interventi, in autonomia.

Ringrazio di cuore mio padre che mi ha aiutato a scrivere questo libro. Quando gli parlavo dei miei sogni e dei miei progetti, e quando mi sapeva in questi lunghi anni lavorare duramente, comprendevo che per lui era "materia oscura" quello che stavo costruendo.

L'inizio della sua "carriera pensionistica" è stata la fortunata occasione per coinvolgerlo in questo progetto di Ideandum, e lui, che proviene da tutt'altro settore, ha interiorizzato questi miei concetti e compreso quella che è la realtà, la mission di Ideandum che negli anni sono riuscito a creare e consolidare. È per questo che gli ho chiesto di interagire e contribuire alla scrittura di questo libro.

Ti chiederai perché mi soffermo su questo particolare...perché voglio che tu sappia che questo libro è stato scritto a quattro mani con una persona che non viene dal dentale, non conosce tutte le tue dinamiche, ma che ha compreso perfettamente quello che è il nostro metodo e quello che noi facciamo.

Consideralo, se vuoi, come un'ulteriore riscontro, sulla qualità, chiarezza e comprensione di questo lavoro.

BUONA LETTURA!

Capitolo 0

Cambio di Paradigma

> 66 La creatività da sola non è sufficiente se non supportata da strategie di Marketing e da una corretta implementazione della gestione manageriale coadiuvate da una conoscenza specifica del mercato odontoiatrico 99

0.1 IL FUTURO DEL MONDO DENTALE

È innegabile che negli ultimi 20 anni abbiamo assistito ad un cambiamento radicale del mondo dentale:

» Decreto Bersani (ha liberalizzato la Comunicazione);

» Catene Dentali;

» Problematiche economiche per i meno abbienti;

» Il dentista non è più una priorità (nel paniere della spesa di una famiglia un esborso che supera i 1500 € deve essere condiviso);

» Turismo Dentale;

» Affollamento "promo-pubblicitario" che genera disorientamento e inevitabile distorsioni di interpretazione da parte del Paziente;

» Covid, anche se i dati ci hanno dimostrato che chi ha continuato ad investire in Comunicazione è stato premiato.

I Pazienti stessi hanno cambiato approccio come conseguenza di:

» Un sempre più diffusa "alfabetizzazione sanitaria" attraverso il reperimento delle informazioni dal Web con conseguenti interpretazioni soggettive spesso errate;

» Il Paziente è informato ma anche distratto da comunicazioni fuorvianti;

» Un forte orientamento alla "negoziazione" (quanto bisogna essere bravi rispetto a 40 anni fa!);

» Un passaggio dal modello di ispirazione cartesiana al modello bio-psico sociale. Mi spiego: l'approccio cartesiano vede la mente e il corpo come due entità distinte, mentre quello ad oggi diffuso (bio-psico sociale) non riconosce questa netta distinzione. Curare un paziente non significa più concentrarsi esclusivamente sul "dolore" che lo porta in studio, ma comunicare con la sua "personalità", il suo stato d'animo, il suo vissuto, i fattori psicologici (umore, personalità, comportamento, ecc) e i fattori sociali (culturali, familiari, socio-economici, ecc).

Quindi il momento della relazione è il momento della cura.
In aggiunta a tutti questi elementi, il dentista di oggi si ritrova in un sistema iper competitivo, che sta cambiando pelle anche attraverso la digitalizzazione, che sta adottando un approccio imprenditoriale con un focus orientato sulla capacità di trasmettere valore ai pazienti, lavorando su cosa lo rende unico e su cosa lo differenzia rispetto a tutti i player del mercato.

Questa prima analisi ci porta a comprendere quanto siano un tesoro prezioso i pazienti acquisiti. Il 70% delle esperienze d'acquisto dipendono da come il Cliente percepisce il modo in cui è stato trattato.
Quando il paziente esce dallo studio dopo aver terminato le sue cure, è quindi fondamentale interrogarsi su come l'abbiamo fatto sentire. Siamo stati in grado di fargli capire il nostro Valore, di trasmettergli tutte le informazioni che si aspettava? Il 55% dei Pazienti è disposto a pagare un prezzo superiore per assicurarsi un servizio migliore.
Se ci chiediamo perché sia così importante stabilire relazioni durature con i nostri Pazienti dobbiamo considerare che:

» Con un Paziente "caldo" (Hot Lead) proveniente dal passaparola, si ha una percentuale di "chiusura" (ovvero di firma del preventivo di cura) che si attesta attorno all'80%. Con l'evoluzione della "vendita" e l'approccio multi-canale che prevede attività di marketing, si interagisce invece con il Paziente freddo (Cold Lead), per cui la percentuale di "chiusura" scende al 25-30%;

» Mediamente il 25% dei Pazienti sono insoddisfatti del servizio ricevuto e di questi (il 95%!) non reclama, ma cessa direttamente di frequentare lo Studio. Un'esperienza positiva in ambito odontoiatrico viene riferita in media a 5/7 persone, mentre un Paziente insoddisfatto può raccontare la propria esperienza negativa oltre a 20 persone. Acquisire un nuovo Paziente costa 6/7 volte di più che mantenere un Paziente esistente.

Per quanto riguarda i criteri di scelta che portavano un paziente a preferire un dentista piuttosto che un altro, fino agli anni '90 si dividevano in: 80% prestazioni; 10% studio; 10% altro.

Come è cambiata la scelta oggi?

» 30% Studio (igiene, ordine, attrezzatura, ambiente, vicinanza);

» 25% Prestazioni (professionalità, qualifiche, gestione interventi);

» 15% Comunicazione (cortesia, attenzione ai pazienti, notorietà, passaparola, gestione del percorso del Paziente-come siamo in grado di capire chi abbiamo di fronte e riservare la giusta comunicazione);

» 15% Servizi (disponibilità per fuori orario, flessibilità);

» 15% Politiche dei prezzi (rapporto qualità/prezzo, modalità di pagamento, convenzioni).

La sintesi di quanto finora esaminato è che lo Studio tradizionale vince ancora con il passaparola e la capacità di fidelizzazione, ma allo stesso tempo è necessario implementare una corretta politica manageriale e di Marketing.

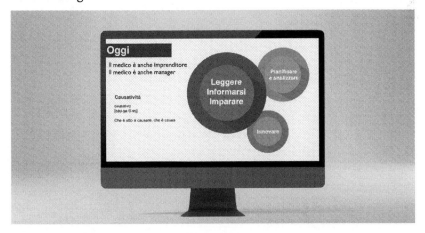

Dati Attuali del mercato dentale:
» Odontoiatri iscritti all'Albo 62.800;
» Strutture operanti sul territorio 39.000;
» Media riuniti/Studio 2,2;
» Età media dei proprietari Studi Dentistici 54;
» Dentisti con età superiore a 60 anni: 26.000;
» Dentisti con età inferiore a 35 anni: 8.000.

Nelle previsioni dello scenario dei prossimi 10 anni è prevista la chiusura di circa 10.000 Studi dentistici che lasceranno lo spazio ad una realtà le cui caratteristiche vincenti saranno:
» Strutture più grandi della media (da 2,2 a 4-5 riuniti);
» Con più collaboratori;
» Alto livello tecnologico;
» Gestione manageriale;
» In attività da almeno 15 anni;
» Gestite da dentisti più giovani della media attuale (54 anni) o con un passaggio generazionale in atto;
» Attitudine alla ricerca di Partner Commerciali a 360°.

Si comprende quindi che di fronte a questi "cambiamenti" in essere è di fondamentale importanza organizzarsi e anticipare le tendenze, proponendo un servizio moderno, diverso. Un eloquente e convincente motivatore divenuto imprenditore di successo, Jim Rohn, ha coniato un pensiero che potrà essere di stimolo: "Se fai quello che hai sempre fatto, otterrai quello che hai sempre ottenuto".

0.2 IL CONCETTO DI BUBBLE REALITY

Essere odontoiatra oggi richiede un giusto approccio, con un cambio di atteggiamento che implica impegno e fatica per l'adeguata gestione delle risorse, l'attività di Marketing, seguire i processi di vendita, e analizzare e strutturare i dati.
Il partner/consulente può interagire con le proprie competenze per contribuire all'attività di Marketing e a quella di Formazione, ma l'impegno deve essere fortemente condiviso da te e questo significa che devi essere disposto a "cambiare", uscendo da quella che è definita la "comfort zone", attraversando la "zona della paura" (intesa come scuse,

poca fiducia in sé stessi, influenza del giudizio degli altri), entrando nella "zona di approfondimento" (nuove conoscenze, abilità, competenze, capacità di affrontare i problemi), fino a raggiungere la "zona di crescita", quella più impegnativa, quella in cui dobbiamo cimentarci giorno per giorno, dove dedichiamo tempo e fatica.

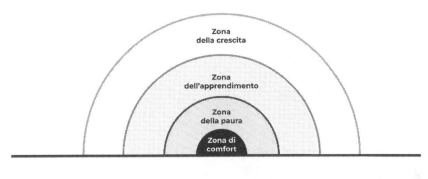

1. Zona di comfort	2. Zona della paura	3. Zona di apprendimento	4. Zona della crescita
Dove ci si sente al sicuro	Scuse	Nuove conoscenze, abilità, competenze	Mission
	Poca fiducia in se stessi	Affrontare i problemi	Vision
	Influenza del giudizio degli altri	Espandere zona di comfort	Abitudini più sane
			Fissare nuovi obiettivi

ideandum

Vi racconto la mia esperienza personale.

Tu sei a tutti gli effetti Imprenditore, e anche io come te, cerco di prevedere quello che riserverà il futuro, cerco di anticipare le tendenze con un approccio scalabile e una visione legata al rendere l'Azienda indipendente dal titolare stesso, da me.

Durante il periodo del primo lockdown per Covid-19 non avevo più la serenità per capire cosa proiettare nel futuro ed ero costantemente contaminato da persone con pensieri negativi che, quotidianamente, si confrontavano con me. Nei loro confronti, nei confronti dei miei dipendenti e dei miei collaboratori, sentivo il grande peso delle responsabilità. Ad un certo punto, quasi per caso, mi sono imbattuto in un concetto: la "Bubble Reality", una sorta di nuvola, la tua bolla di realtà dove fai entrare solo le informazioni che vuoi, insomma ti "contamini" solo di ciò che vuoi.

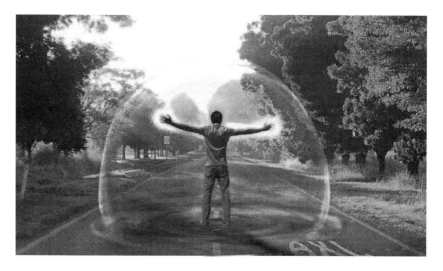

Ho deciso di evitare e bloccare ogni notizia negativa e ho iniziato a pensare solo a come migliorare la struttura della mia azienda.

Nel Marzo 2020 in Ideandum eravamo un gruppo di 37 persone che operava in un ufficio di 300 mq. e ho deciso di migliorare la nostra azienda in modo ancora più strutturato.

Da quel momento la motivazione è tornata fortissima, finalmente sapevo di nuovo cosa fare e come farlo e, come per magia, anche le persone attorno a me iniziavano a contaminarsi di uno spirito positivo. Mesi intensi, durante i quali abbiamo lavorato moltissimo, ci hanno portato nella nuova Sede di 1000 mq., abbiamo arricchito il nostro organico e oggi lo staff di collaboratori Ideandum conta oltre 70 persone.

Tutto questo per dire che quando progettiamo il nostro futuro, quando abbiamo una visione di quello che vogliamo fare, iniziamo a sognare, iniziamo a immaginare dove vogliamo andare e, come per magia, si crea una sorta di flusso energetico.

Se decidi di intraprendere questo percorso di cambiamento ci vorrà sicuramente molto impegno, ma se fatto con la giusta determinazione avrai di ritorno tanta energia e molta più motivazione, con una contaminazione positiva di tutte le persone che fanno parte della tua squadra. Una volta riconosciuta la tua motivazione, sarà il momento di cominciare il cambiamento e quindi uscire da tutti i (comprensibili) pregiudizi, mettersi in discussione e agire!

0.3 GLI "INGREDIENTI" DEL MARKETING PLAN

Un primo concetto da comprendere è che il Marketing si integra con l'organizzazione interna, la capacità commerciale, i competiors e il consumatore.

Ciò significa che, fin dal primo passo, se internamente allo Studio non sei ben organizzato e se non gestisci correttamente i protocolli, l'attività di Marketing non può essere di grande efficacia. Se tramite il Sito, i Social, le brochure, ecc., esprimi le tue qualità e poi il Paziente che viene in Studio non percepisce la stessa coerenza di comunicazione, difficilmente raggiungi i risultati sperati. Anche la capacità commerciale è strettamente collegata. Competitors, con chi ti stai confrontando? E cosa vogliono, quali sono le aspettative dei tuoi consumatori?

La parte Clinica, deontologica si deve confrontare con il tuo Mercato, il tuo consumatore, il competitors che hai nella tua zona. Spesso si comprende quanto sia difficile distinguere ciò che va di moda, di tendenza, e cosa succede nel Mercato, che cosa fanno i competitors e con quale consumatore ci si deve approcciare. La gente si informa e sceglie con un approccio e un comportamento completamente differente dal Paziente degli anni '80 e 2000.

IL MARKETING SI INTEGRA CON

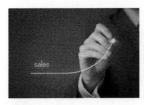 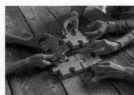 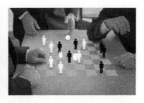

1 Organizzazione interna

2 Capacità commerciale: vendita

3 I competitor, il consumatore

Quali sono allora gli ingredienti di questo Marketing Plan?
  - » Analisi Strutturale;
  - » Il posizionamento del Brand e l'analisi del Target;
  - » L'analisi dei Numeri e del controllo di gestione;
  - » Analisi del mercato, dei competiors e del consumatore;
  - » Analisi S.W.O.T.;
  - » Obiettivi Strategici S.M.A.R.T..

Analisi Strutturale

Tutta l'argomentazione definita Analisi Strutturale, richiede un atteggiamento di causatività, ci si deve essere considerata la storia dello Studio, come è organizzato, quanto è formato lo staff, quali sono le tecnologie presenti, quanto sono radicati i valori aziendali.

Il posizionamento del Brand e l'analisi del Target

Un suggerimento è quello di scrivere: mettere nero su bianco le cose aiuta moltissimo a fissare gli elementi. Inizia facendoti alcune importanti domande. Qual è il mio Core Business? Qual è il Target di pazienti al quale mi voglio rivolgere? Di conseguenza come posso definire la mia "Buyer Persona"?

STP MARKETING

SEGMENTAZIONE   TARGETIZZAZIONE   POSIZIONAMENTO

Con il termine Buyer Persona s'intende persone che per abitudini, gusti, età, livello di istruzione e altro, rappresentano il nostro potenziale cliente. Per intenderci: il tuo paziente tipo. Quanto più lo Studio della Buyer Persona sarà preciso, tanto più sarà personalizzata e performante la tua Comunicazione.

È importante avere una chiara visione per definire il tuo Core Business, ovvero la tua attività chiave, strategica (Ortodonzia? Estetica?

ecc.). È importante definirlo subito, in questo modo inizieremo a dare un'identità più forte alla Struttura, per costruire quella che viene definita la tua Unique Value Proposition, la proposta di valore unica, e soprattutto perché in questo modo potrai individuare con precisione il tuo Target primario.

Fermo restando che la maggior parte degli Studi Dentistici sono multidisciplinari, e questo lo devono comunicare, il Core Business si rivolge ad uno specifico Target di pubblico. Qual è quindi la loro Buyer Persona? Ovvero qual è la categoria più specifica all'interno del tuo Target che risponde allo sviluppo del Core Business?

Esempio:
Core Business: Implantologia
Target: Pazienti che vogliono un trattamento implantare
Buyer Persona (Segmentazione del Target):
• *Paziente 1: vuole un trattamento implantologico rapido e veloce*
• *Paziente 2: vuole un trattamento implantologico il più possibile indolore*
• *Paziente 3: vuole un trattamento implantologico con il miglior rapporto qualità/prezzo*

I protocolli, le attività di Marketing, l'organizzazione, la scelta delle tecnologie, devono essere indirizzate adeguatamente da questa analisi. Il Core Business è rappresentato dalla branca odontoiatrica che porta il bacino di pazienti più interessante strategicamente per lo Studio. È scelto dall'Imprenditore in base a una serie di considerazioni: quali sono i business strategici per la mia attività e di conseguenza vado a definire Target e Buyer Persona. Vanno valutati inoltre il Know how della Struttura, le Tecnologie, il Mercato di riferimento, il Posizionamento (concetto che verrà ripreso in seguito).

Il Core Business è "la ragion d'essere dell'Azienda", è la scelta strategica che viene fatta dopo una serie di riflessioni:
» Voglio lavorare io o far lavorare gli altri?
» In cosa "sono efficiente" e in cosa "sono meno organizzato"?
» Punto ad acquisire una mole importante di pazienti o voglio lavorare su un bacino ridotto ma alto spendente?
» Voglio lavorare tre giorni o sei giorni alla settimana?
» Il Mercato attorno a me, il consumatore e le richieste sono affini al

mio desiderato?

» Le tecnologie presenti, l'ergonomia e presenza del mio Studio, il mio staff, sono coerenti con la mia volontà, il Paziente troverà una risposta reale?

Solo dopo esserti dato una risposta consapevole a queste domande potrai fare la scelta corretta per ottenere i migliori risultati.

L'analisi dei Numeri e il controllo di gestione

Dopo aver fatto un'analisi strutturale, definito il Core Business, la Buyer Persona, il terzo ingrediente è legato ai Numeri, i cosiddetti KPI.

Cosa sono i KPI?

Gli indicatori di produttività – secondo l'acronimo inglese KPI (Key Performance Indicators) – sono dei veri indicatori di performance e variano in base alla tipologia di attività economica. Come per gli altri settori, i KPI sono fondamentali per tenere sotto controllo l'andamento del proprio Studio odontoiatrico. La misurazione specifica di tutti i parametri di produttività, con dati da confrontare a cadenza mensile, trimestrale o annuale, permette di avere una chiara idea della vitalità e dell'efficienza dello Studio, mostrando chiaramente al professionista i propri punti di forza (da valorizzare) e di debolezza (da contenere e su cui lavorare).

Un aspetto molto importante è quello di avere accesso a dati precisi e significativi: non basare le analisi su delle stime approssimative, ma su percentuali e valori puntuali, netti e ben definiti. I KPI dello Studio Dentistico devono essere valori perfettamente numerabili, con percentuali calcolate appositamente per offrire una chiara visione dell'andamento dello Studio e migliorarne la gestione.

Consiglio di iniziare effettuando una semplice analisi commerciale di alcuni fattori:

» PMV Preventivo Medio di Vendita;
» TMV Ticket Medio di Vendita;
» Percentuale Chiusura Preventivi;
» Numero Prime Visite;
» Fatturato.

Perché sono importanti questi cinque indicatori?

Molto spesso si fa l'errore di credere che per incrementare il fatturato si debba aumentare il numero delle prime visite, in realtà ciò non è sempre corretto.

Il Ticket Medio di Vendita (TMV), il Preventivo Medio di Vendita (PMV), la Percentuale di Chiusura, influiscono in modo direttamente proporzionale su quello che è l'incremento o la diminuzione del fatturato. È fondamentale conoscere PMV e TMV e confrontarli con il Benchmark (la media) del Mercato, perché si comprende subito se, in realtà, aumentando il PMV e di conseguenza il TMV, possiamo aumentare il fatturato.

Se ho un PMV e un TMV basso, devo fare molte visite per fatturare di più. Se prima di ambire ad aumentare il numero di prime visite, sviluppo uno specifico lavoro sul mio PMV e TMV riorganizzando alcuni processi di gestione del Paziente all'interno dello Studio, migliorando i protocolli, ottimizzando il mio modello di Vendita (etica)... con lo stesso numero di prime visite, in realtà potrò fatturare molto di più.

Altro aspetto molto importante da considerare è la percentuale di chiusura. Si deve tener presente che un Contatto cosiddetto "caldo", da passaparola, mediamente viene chiuso 7 volte su 10! Il Paziente che arriva dal Marketing o Web Marketing, mediamente viene chiuso con una percentuale del 25-40%, motivo in più per prevedere su questi pazienti un TMV alto ma soprattutto essere in grado di farlo.

 BENCHMARK DI MERCATO

P.M.V.	€ 1.500 – € 2.500
T.M.V.	€ 1.200 – € 1.800
FATTURATO ANNUO/RIUNITO	€ 200.000 – € 250.000
MARGINALITÀ	18% – 25% fatturato annuo

Il Controllo di gestione è un ulteriore aspetto da tenere in considerazione durante l'analisi che viene studiata nel Marketing Plan. Prima di pensare a "crescere" e aumentare il fatturato, devo analizzare la marginalità dello Studio e comprendere se è prioritario aumentare il fatturato o effettuare prima un'ottimizzazione dei costi o una revisione del listino prezzi. Il rischio altrimenti è quello di lavorare, investire risorse e tempi, ma non produrre utili.

Analisi del mercato, dei competiors e del consumatore

Cos'è il Posizionamento? Come abbiamo visto in precedenza il posizionamento è il "mood" con il quale ti vuoi rivolgere al mercato. È condizionato dal tuo listino prezzi, dalla percezione che tu e il tuo staff date ai pazienti, dall'ambiente e dal tuo comportamento.
Nel definire il posizionamento devi porre particolare attenzione al mercato circostante, alle richieste dei tuoi pazienti, al comportamento dei competitors. Come detto sopra è importante trovare una coerenza e un equilibrio tra il desiderato e il possibile. Un ultimo, ma non minor punto da considerare, sono i cosiddetti Fattori Differenzianti, cioè quello che ti differenzia dai competitors e sul mercato, quali sono i "key message" che risulteranno dalle tue attività di Marketing e comunicazione. Spesso sul Web si trovano siti di studi dentistici monotematici, la parola professionalità è la più frequente.
Ma in realtà ti sei mai chiesto cosa desiderano realmente i tuoi pazienti? Quali sono gli aspetti che ti distinguono realmente dai competitors? Perché hanno scelto proprio te e il tuo Studio? Potrebbero essere: i corsi effettuati, la tecnologia, l'approccio multidisciplinare degli specialisti, le tecniche innovative, ecc. Ecco che iniziamo a identificare le qualità che ti differenziano davvero dagli "altri".

Analisi S.W.O.T.

Quanto finora considerato può riassumersi in quella che viene definita **analisi S.W.O.T.**. Un'opportuna e consapevole disamina di quelli che sono per la Struttura: i punti di Forza; i punti di Debolezza; le Opportunità; le Minacce.
Per aiutarti, di seguito riporto un esempio di analisi S.W.O.T. effettuata per uno Studio Dentistico Mio Cliente con un passaggio generazionale in corso.
Punti di Forza:
>> Propensione familiare, lungimiranza del padre e proattivismo e attitudine della figlia nell'intraprendere un percorso manageriale e di rinnovamento della struttura;
>> Volume di fatturato, numero di pazienti attivi e in database;

» Struttura: storica e radicata nel territorio, attrezzata tecnologicamente, ergonomica;
» Staff completo sia in termini di dipendenti che di collaboratori.

Punti di debolezza:
» Risorse umane storiche da riorganizzare e gestire, da motivare e far uscire dalla comfort zone;
» Processi e percorso del Paziente da riorganizzare e rivedere, modalità della prima visita, processi di richiami, attività specifiche sul Paziente fidelizzato;
» Mancanza di analisi del dato, controllo di gestione e utilizzo del gestionale;
» Attività di Marketing confusa e carente, sito obsoleto, logo con un nome differente rispetto a quello utilizzato su sito e social network;
» Motivazione dei collaboratori consulenti che non sono abituati a gestire situazioni medio-complesse in assenza del titolare.

Opportunità:
» Ottimizzare il percorso del Paziente, aumentare il TMV ed effettuare una attività specifica sui pazienti dormienti non attivi e sui pazienti fidelizzati;
» Sviluppare una attività di Marketing interno allo Studio e favorire il passaparola;
» Sviluppare attività esterne e di Web Marketing, favorire il network e la cerchia di conoscenze della figlia del titolare per acquisire nuovi pazienti;
» Potenziare specifici posizionamenti e Target, in particolare la pedodonzia e l'ortodonzia intercettiva con l'obiettivo di acquisire l'intero nucleo famigliare.

Minacce:
» Forte dipendenza dalla figura del titolare;
» Non adeguarsi ai tempi che cambiano e rischiare una implosione interna o una perdita di pazienti causata dall'aumento dei competitors;
» Perdere visibilità e pazienti a causa di una carente o non appropriata attività di Marketing e comunicazione.

Obiettivi Strategici S.M.A.R.T.

Quali sono le caratteristiche di un buon obiettivo? Perché è importante stabilire degli obiettivi?

Gli obiettivi devono essere S.M.A.R.T., questo acronimo ci aiuta a ricordare le caratteristiche specifiche ed essenziali:

» Specifici;
» Misurabili;
» Attendibili;
» Realistici;
» Temporali (da realizzare con specifiche tempistiche).

Individuare l'obiettivo ci permette di riconoscere e individuare:

1. La strategia corretta per raggiungerlo;
2. I micro obiettivi per giungere all'obiettivo finale;
3. Le metriche corrette per valutare l'andamento della strategia.

Gli obiettivi Strategici S.M.A.R.T. sono derivati dall'analisi delle aree sopra citate e definiscono il nostro Marketing plan, ci aiutano a comprendere quali sono le attività strategiche da sviluppare, ci mettono nelle condizioni di comprendere qual è il nostro potenziale inespresso, ci guidano nella definizione delle opportunità, nelle nostre scelte e nella nostra motivazione.

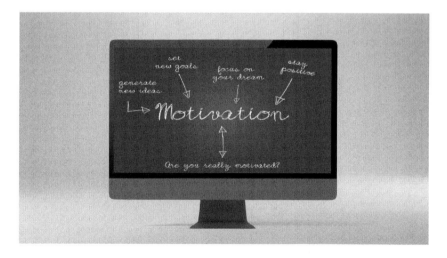

0.4 LA COSTRUZIONE DI UN BRAND

Per aiutarti a comprendere il concetto di Brand utilizzo questa citazione a mio avviso particolarmente calzante, di Jeff Bezos, fondatore di Amazon: "il Brand è ciò che dicono di te quando non sei nella stanza". Fai molta attenzione: il Brand non è il Logo! Il Brand è come un iceberg del quale il logo è solo la punta, mentre il brand è tutto quello che sta sotto, che non è visibile subito. Il logo non è comunicazione, ma è identificazione. Il compito del logo non è comunicare cosa fa l'azienda, ma chi è l'azienda.

Il Brand è rappresentato da tutto quello che comunichiamo all'interno del nostro ecosistema.

Come possiamo cominciare ad effettuare una comunicazione realmente efficace del nostro Brand?
- » Il concetto del Golden Circle;
- » La costruzione della tua UVP;
- » Leve e Fattori differenzianti.

Il concetto del Golden Circle

La teoria del Golden Circle di Simon Sinek (motivatore e maestro della comunicazione americano) ci spiega che la maggior parte delle aziende si racconta ai propri consumatori rispondendo principalmente a due domande: cosa fanno, come lo fanno. Solo in rari e sporadici casi le aziende effettuano un'attività di comunicazione iniziando dal perché fanno quel che fanno.

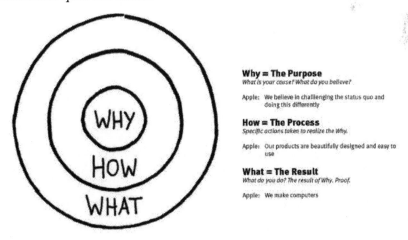

Why = The Purpose
What is your cause? What do you believe?

Apple: We believe in challenging the status quo and doing this differently

How = The Process
Specific actions taken to realize the Why.

Apple: Our products are beautifully designed and easy to use

What = The Result
What do you do? The result of Why. Proof.

Apple: We make computers

What:
Chi comincia un'attività imprenditoriale, la prima cosa a cui pensa è "**cosa faccio?**";
How:
Chi affronta un percorso di branding si concentra su "**come lo faccio?**";
Why:
Chi veramente riesce a costruire un marchio di successo ragiona sul "**perché lo faccio?**".

Il concetto del Golden Circle è alla base del branding: la nostra comunicazione sarà molto più forte ed efficace se decidiamo di partire raccontando "perché lo facciamo".

Esempio pratico:
Samsung comunica che produce smartphone (**what**) *con le migliori tecnologie presenti sul mercato* (**how**).
Apple comunica che produce smartphone per persone che vogliono cambiare il mondo (**why**).

La costruzione della tua UVP
Ne abbiamo parlato anche durante la sezione dedicata al Marketing plan ma ritengo che recepire e interiorizzare bene questo argomento sia fondamentale e pertanto ho deciso di tornare sul concetto.
Tramite un processo di analisi inizio con un'idea, poi devo ragionare sul mio core business, quindi devo posizionarmi, devo capire con chi ho a che fare, individuare il mio Pubblico con la segmentazione corretta e devo scendere nello specifico identificando un pubblico da "colpire".

Nel percorso di analisi per costruire un brand, è importante compilare quelle che sono chiamate le "schede personas", con tutti gli elementi che vanno a raggruppare le caratteristiche tipo di un determinato Paziente.
Individuo il mio Target, gli argomenti ricorrenti, i comportamenti usuali, gli attributi del prodotto/servizio che possono incidere maggiormente e influenzare positivamente il mio Paziente ideale.
Professionalità, Empatia, Tecnologia, non sono sufficienti punti differenzianti e i contenuti vanno sviluppati attorno alla tua UVP **Unique**

Value Proposition:
» Cosa rende il tuo Brand Unico e Riconoscibile?
» Perché dovrebbero sceglierti?

Esempi:
Specializzati in trattamenti complessi (Focus su casi complessi risolti)
Studio radicato sul Territorio (Racconto storie legate al territorio)
Gestione Famigliare (Focus su persone, vita quotidiana dello Studio)
Studio Dentistico a impatto zero (focus su modalità lavoro eco sostenibile)
Studio tecnologico (Focus su tecnologie e vantaggi per i pazienti)

Leve e Fattori differenzianti

Leve e Fattori differenzianti ci aiutano a consolidare la nostra UVP e per definirli dobbiamo essere in grado di rispondere ad alcune domande:

1. Perché stai facendo questa attività, cosa ti aspetti?
2. Perché hai creato la tua azienda, a chi ti ispiri, quali sono i tuoi valori?
3. Cosa ti piace/non ti piace dell'attuale attività di comunicazione (se presente) e perché?
4. Racconta la tua storia, la tua organizzazione, le figure chiave;
5. Quali informazioni possiedi relativamente ai competitors e come le puoi utilizzare a tuo vantaggio per differenziarti?
6. Quali sono i tuoi mantra, in cosa credi fortemente (attenzione a non cadere in banalità scontate dai pazienti, per esempio professionalità)?
7. Quale "Tone of Voice" dovrà avere la tua comunicazione e quali dovranno essere gli elementi visivi ricorrenti da utilizzare?
8. Quali sono le cinque parole chiave che dovrebbero venire in mente ai pazienti quando pensano al tuo Studio?
9. Come vorresti essere descritto dai tuoi pazienti?
10. Quali leve possiamo utilizzare, quali opportunità possiamo cogliere, quali aspetti dobbiamo enfatizzare?

0.5 CREARE UN ECOSISTEMA ATTRAVERSO LA SCALA DEL VALORE

Attraverso l'esperienza acquisita e affiancando centinaia di studi dentistici durante questi anni di lavoro insieme al mio team, ho schematizzato un flusso logico formato da quattro ingranaggi (strumenti) funzionali e tra loro interconnessi.

È possibile garantire un reale aumento del fatturato dello Studio Dentistico e quindi rendere efficace lo sforzo e l'investimento, solo se tutti e quattro gli ingranaggi funzionano correttamente. I quattro ingranaggi funzionali alla creazione di un ecosistema di crescita sono:

» Strumenti di acquisition;
» Strumenti di conversion;
» Strumenti di vendita;
» Strumenti di referral.

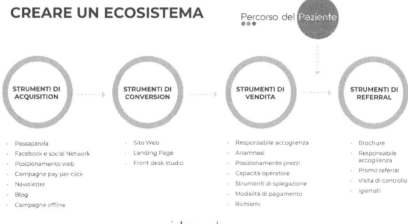

Creare un corretto ecosistema di Marketing e management è il concetto che, se ben interiorizzato, consente di intraprendere questa esperienza con il piede giusto.

Strumenti di Acquisition

Gli strumenti di **Acquisition** (acquisizione) sono tutti quegli strumenti che generano "traffico" verso il sito, che portano visitatori. Quindi il passaparola, Facebook, il posizionamento su Google, le campagne Pay per Click, le newsletter, il Blog del sito, tutti questi strumenti hanno come obiettivo principale quello di portare visitatori sul sito internet. La domanda da porsi a questo punto è: se lavoro implementando esclusivamente gli strumenti di acquisition posso aspettarmi un aumento del fatturato? La risposta è no. Questi strumenti hanno la sola funzione di generare traffico sul sito Web.

Strumenti di Conversion

Il secondo ingranaggio è dato dagli strumenti di **Conversion** (conversione) attraverso i quali i visitatori del sito vengono "convertiti" in richieste di prima visita. La conversione avviene telefonando (e quindi cliccando sul numero di telefono all'interno del sito) o compilando un Form di contatti attraverso il quale l'utente comunica i dati per poter essere ricontattato.

Questi due strumenti, Acquisition e Conversion (mi piace chiamarli ingranaggi per dare un senso dinamico al processo) sono importanti e agiscono in maniera direttamente proporzionale l'uno con l'altro.
Ipotizziamo di investire 1000€ su Facebook per portare un maggior numero di visitatori (quindi di potenziali pazienti) sul nostro sito internet, ma poi questo non converte perché non è stato costruito correttamente, perché non ha l'invito all'azione "chiamaci" chiaro e specifico, perché magari il messaggio su Facebook è incoerente rispetto a quello che l'utente successivamente vede sul sito, o per altri motivi: la conseguenza è che abbiamo affrontato una spesa ma non abbiamo convertito nulla.

Mediamente, un sito converte l'1%, cioè su un campione 100 visitatori, solo uno di questi converte in una richiesta di contatto.
Se spendiamo 100€ per avere 100 visitatori e abbiamo una conversion rate (in italiano: percentuale di conversione) pari all'1%, sarà generata una sola richiesta di contatto e ciò significa che il costo/contatto sarà pari a 100€. Se, attraverso un'analisi, ottimizziamo le campagne al fine di raccogliere 200 visitatori anziché 100 mantenendo inalterata la spesa di 100€ e tenendo conto della conversion rate dell'1% otteniamo comunque due contatti con un costo conversione di 50€. Se successivamente lavoreremo con l'obiettivo di ottimizzare ulteriormente il nostro sito, facendo dei miglioramenti, analizzando le statistiche, cambiando

qualche foto o inserendo qualche testimonianza ecc., potremo ambire a portare la conversion rate del nostro sito al 2%. Ciò significa che con 200 visitatori otteniamo 4 richieste di contatto con un relativo costo sceso a 25€ a contatto. Quindi siamo passati da 100€ a 25€ per costo/contatto solamente lavorando su questi due ingranaggi, investendo la stessa cifra.

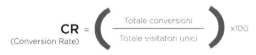

Conversion Rate Formula
Come calcolare il tasso di conversione

$$CR = \left(\frac{\text{Totale conversioni}}{\text{Totale visitatori unici}} \right) \times 100$$

(Conversion Rate)

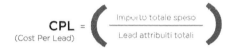

Cost Per Lead (CPL) Formula
Come calcolare il costo di ogni lead

$$CPL = \left(\frac{\text{Importo totale speso}}{\text{Lead attribuiti totali}} \right)$$

(Cost Per Lead)

Cosa significa?
• **Importo totale speso:** l'importo totale di denaro utilizzato per un'attività di marketing (es. eseguire una campagna).
• **Lead:** i dettagli di contatto di un potenziale cliente.
• **Lead attribuiti totali:** il numero totale di lead attribuiti a questa attività di marketing. I lead sono un tipo di conversione e quindi possono avere molteplici cause (es. qualcuno che vede un annuncio in due posti diversi prima di visitare un sito Web e compilare un modulo di iscrizione alla newsletter). Per questo motivo, gli inserzionisti spesso devono attribuire manualmente ogni lead a una causa.

Anche in questo caso la domanda da porsi è: lavorare implementando gli strumenti di acquisition e di conversion è sufficiente per ottenere un aumento del fatturato? La risposta è no. Avremo solo più richieste di contatto: non dobbiamo fare l'errore e dare per scontato un aumento di fatturato. Avere una richiesta di contatto non equivale a fare una prima visita.

Strumenti di Vendita
Il terzo ingranaggio è costituito dagli strumenti di vendita:
» Responsabile accoglienza;
» Anamnesi;
» Posizionamento prezzi;
» Capacità operatore;

» Strumenti di spiegazione;
» Modalità di pagamento;
» Richiami.

Dobbiamo distinguere due tipologie di pazienti:
» "Hot Lead" Paziente Caldo;
» "Cold Lead" Paziente Freddo;
e dobbiamo considerare due modi diversi di gestire questi pazienti.

Il Paziente caldo normalmente è pronto all'acquisto, tendenzialmente proviene dal passaparola, un Paziente che in qualche modo è stato già "riscaldato" nel suo processo di acquisto, in genere dalla fiducia riposta nella persona che gli ha segnalato lo studio dentistico. Il Paziente freddo invece non ti conosce. Questi pazienti freddi sono quelli generati dalle "Campagne di Web Marketing" o che possono essere generati attraverso altri canali di advertising.

Il concetto fondamentale da comprendere è che il "Paziente freddo" nel suo processo di acquisto, è più diffidente e difficile da convincere rispetto al "Paziente caldo", quindi non ti conosce, può essere un po' restio e deve essere convinto con l'adeguata sensibilità.
Bisogna quindi avere un'attenzione particolare ed ecco perché è importante inserire e attivare l'ingranaggio di una segreteria in grado di accoglierlo, di rispondere alle sue esigenze, alle tante domande che possono sorgere.
È opportuno quindi essere preparati e supportati da uno script che contribuisca a dare le giuste risposte, insieme ad un "tone of voice" chiaro dello Studio.

Ti ricordo che l'obiettivo quando chiama un nuovo Paziente è FISSARE UNA PRIMA VISITA! Il Paziente non ti conosce, non ti vede. Sei responsabile di "dipingere la realtà" dello Studio nell'immaginario della persona che chiama.

Si devono considerare fondamentali in una comunicazione efficace:
» La parola (la voce);
» Il paraverbale (come lo dico, come modulo la voce);
» Il non verbale (come mi muovo, la gestualità).

È stata verificata l'efficacia della comunicazione come segue:
» La parola   7%;
» Il paraverbale   38%;
» Il non verbale   55%.

Si comprende quindi quanto sia importante che tutti i canali comunicativi siano "sincronizzati" perché in questo processo gli aspetti dominanti sono quello non verbale e paraverbale. Al telefono si percepiscono solamente i canali della voce e del paraverbale, ed ecco perché voce, sorriso (importantissimo anche se non si vede), postura, devono essere in "mood positivo" e ovviamente in sincronia.

Dobbiamo conquistare il nostro Paziente/cliente nei primi 5 secondi di dialogo e quindi sia per le telefonate in entrata (Inbound) che per quelle in uscita (Outbound) comprendiamo quanto sia fondamentale questo momento: il Paziente è la prima volta che ci sente!
Ci sono alcuni concetti che devono essere riconosciuti e rispettati per una corretta comunicazione:
» Pregiudizi e stereotipi rovinano spesso la trattativa.
Ci rapportiamo a un Paziente freddo come se fosse un Paziente caldo, e il pregiudizio è: "...tanto questo viene da Internet, fa il giro delle sette chiese...". In realtà non è così. Il Web Marketing funziona se siamo in grado di gestire perfettamente il momento della telefonata che risulta il primo passo importante per poter portare il Paziente all'interno dello Studio. La regola d'oro in questo caso è: affrontare ogni telefonata senza pregiudizi, dando a tutti i Pazienti lo stesso valore e lo stesso livello di attenzione, solo così sarà possibile infondere la fiducia necessaria per fissare un appuntamento in struttura.

» La responsabilità.
Nella comunicazione il responsabile è sempre l'emittente, mai il ricevente. Troppo spesso parliamo e crediamo che l'altra parte abbia capito, senza preoccuparci di chiedere un confronto, un feedback ,che invece è necessario per capire che cosa e come ha recepito le nostre informazioni. Teniamo presente che ognuno di noi vede la realtà a modo proprio, in base alle esperienze vissute e quindi ogni mappa mentale è diversa dall'altra.

» L'ascolto attivo.

Le persone vogliono essere ascoltate. Dobbiamo dedicare tempo al Paziente che chiede una prima visita: la fretta è nemica di una buona comunicazione telefonica! Più domande facciamo, più abbiamo argomentazioni che ci aiutano nella fase dell'accoglienza. Per quanto riguarda la tipologia delle domande, le possiamo classificare in:

. domande aperte: per aprire un dialogo, per avere informazioni, per allargare il campo della conversazione, per far sentire ascoltato il Paziente;

. domande chiuse: per avere conferma o consenso, per scegliere una strada da seguire, per essere diretti, per circoscrivere una comunicazione. Le domande chiuse vengono usate al termine di una telefonata o di un processo di vendita.

A questo punto ci si deve chiedere: lavorare implementando gli strumenti di acquisition, di conversion e di vendita, può portarci un aumento del fatturato? La risposta è... Sì. Ma l'optimum si raggiunge "chiudendo il cerchio" e quindi lavorando anche attraverso gli strumenti di Referral.

Strumenti di Referral

Se noi coinvolgiamo in modo corretto i pazienti che vengono abitualmente in Studio, questi, attraverso il passaparola, ci porteranno gratuitamente visitatori sul sito, e quindi creeremo un ecosistema, una specie di vortice che si autoalimenta.

Gli strumenti di Referral possono essere implementati facilmente all'interno del proprio Studio Dentistico, ma spesso, erroneamente, non vengono sufficientemente considerati durante lo sviluppo di una strategia di Marketing. Alcuni di essi sono:

» Brochure;

» Responsabile accoglienza;

» Visita di controllo;

» Igienisti;

» Eventi all'interno dello Studio.

Tutti questi strumenti ci aiutano a sviluppare un passaparola positivo e incentivano la richiesta di nuovi trattamenti da parte dei nostri pazienti fidelizzati. Ogni volta che un Paziente esce dal nostro Studio si dovrebbe attivare un "referral touch point" che possiamo pianificare e protocollare nel mansionario della responsabile in segreteria.

Lista di possibili referral touch point:

1. Consegna e presentazione di una brochure dello Studio Dentistico;
2. Invito a scrivere una recensione all'interno della pagina Facebook o Google;
3. Consegna di un buono passaparola valido per un amico o un parente con prima visita e igiene omaggio e validità di 3 mesi;
4. Invito a realizzare una video testimonianza dello Studio;
5. Invito a partecipare ad una serata culturale organizzata in Studio insieme ad amici o parenti;
6. Invito a fissare una visita di controllo di 15 minuti con il dottore;
7. Invito a partecipare a un Open Day (allineatori invisibili, estetica, gnatologia ecc.).

Questo è il concetto di **"Ecosistema dello Studio Dentistico"**.

Comprendiamo che ci sono due dinamiche, una che si attua on-line o attraverso le campagne di Marketing, e una che si compie nello Studio e le due azioni interagiscono in sinergia.

Posso assicurare e sottoscrivere che se attivati e sviluppati correttamente, questi quattro ingranaggi (strumenti di acquisition, conversion, vendita e referral), garantiscono la reale costruzione di un ecosistema funzionale ad un aumento considerevole del fatturato.

Allo stesso tempo mi auguro tu comprenda che per essere sviluppati e gestiti adeguatamente all'interno dello Studio Dentistico, è necessario formare adeguatamente il personale, impostare e organizzare i protocolli, definire un piano di crescita che va supportato con determinazione e lavoro costante.

0.6 I SISTEMI DI REPORTING, IL CICLO DI DEMING E L'ANALISI DEI NUMERI

W.E. Deming (saggista e docente di management statunitense) affermava: "Senza i numeri sei solo una persona con un'opinione". Dobbiamo essere in grado di "tracciare", di analizzare i numeri tramite i quali verifichiamo se stiamo andando realmente nella giusta direzione. Spesso, quando parliamo di numeri, ci sentiamo rispondere: "Ho la sensazione che quest'anno lo Studio stia facendo un passo in

avanti rispetto all'anno precedenti...";
"Chiudiamo circa il 90% delle prime visite";
"Abbiamo pochi dormienti nel nostro database";
"Tutti i nuovi pazienti provengono dal passaparola".
Non possiamo fare a meno di domandarci qual è la percentuale di utilizzo di un gestionale, che nel migliore dei casi è usato unicamente per le fatture, gli appuntamenti, la provenienza della prima visita.

3 Concetti chiave del sistema di reporting sono:
1. **Raccolgo** informazioni e genero ricchezza e valore per il mio Studio. Sono molteplici i dati che si possono raccogliere: dati anagrafici, clinici contabili, e di Marketing. Questi ultimi sono molto preziosi per analizzare come è composto il tuo database, la fascia media di età, residenza, canale di provenienza, in modo da poter prevedere tutta una serie di attività comunicative, di campagne di Web Marketing. Ricordati che più dati raccogli più avrai modo di prendere delle decisioni in modo "oggettivo" e non in base al "sentimento del giorno o del periodo"

2. **Ordino e organizzo** i dati in modo da poter prendere delle decisioni. Come fai a sapere quanto sei efficace nei recall dei pazienti dormienti o dei preventivi non accettati se nel tuo gestionale non è aggiornato l'elenco di questi pazienti? Come puoi capire l'efficacia di tutto il tuo sistema di generazione del valore se non sei in grado di comprendere quante visite hai al mese (divise per canale di provenienza), quante ne chiudi, magari divise per clinic manager se hai più strutture oppure divise anche per medico che fa la prima visita, così da monitorare l'efficacia e l'efficienza dei singoli operatori?

3. **Leggo e analizzo** i dati perché non basta raccoglierli e metterli nelle tabelle, ma bisogna analizzarli e dedicare il giusto tempo per farlo.

Ne parleremo in maniera più approfondita nel prossimo capitolo, per il momento ti anticipo che l'attività di reporting va integrata da un metodo di lavoro che prende il nome dal suo ideatore: Deming. Il **Ciclo di Deming** è costituito da una sequenza logica di quattro fasi ripetute nel tempo per un miglioramento continuo.

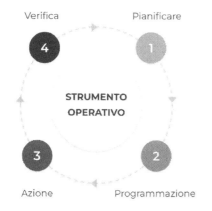

STRUMENTO OPERATIVO

Strumento aziendale che ci permette di pianificare e controllare l'andamento della propria attività.
CI AIUTA A PRENDERE DECISIONI

La pianificazione deve stabilire degli obiettivi precisi, chiari, misurabili, per poi passare ad attuarli in un periodo di tempo stabilito e lavorando con un certo metodo. Segue poi l'analisi dei numeri e un confronto con le persone coinvolte. Si deve sempre eseguire una verifica nello sviluppo di un programma, per una eventuale correzione della direzione.

Ci sono quattro macro aree che suggeriamo di controllare quando si inizia un progetto strutturato di miglioramento:

1. Monitoraggio del Progetto;
2. KPI Commerciali Essenziali;
3. Gestionale Paziente;
4. Controllo di Gestione.

1. Monitoraggio del Progetto

Ogni volta che noi di Ideandum approcciamo un progetto insieme, sia in un percorso di Marketing, che di Formazione, dobbiamo essere in grado di monitorare, ovvero di capire come sta andando rispetto agli obiettivi preposti.

È quindi necessario avere ben presenti:

» Quali sono gli obiettivi del progetto, dove vuoi focalizzarti (ad esempio: vuoi incrementare la branca dell'implantologia, oppure quella dell'ortodonzia, che tipo di Paziente vuoi avere, quali miglioramenti organizzativi, in sintesi quali sono gli obiettivi strategici, ecc);

» Monitoraggio costante degli obiettivi con date predefinite per effettuare un controllo e verificare lo stato di avanzamento;

» Linea temporale e attività previste per la formazione dei tuoi collaboratori;

» KPI essenziali e strategici per il tuo progetto (variano in base agli obiettivi previsti dal progetto);

» Report delle riunioni (verbalizzare cosa ci diciamo, chi dovrà fare cosa e come);

» Risultati delle campagne di Marketing (questi numeri dicono quanto noi siamo efficaci ed efficienti nel darti i contatti giusti ma anche quanto tu e il tuo team siete efficienti nel "convertirli" in Pazienti). Si tratta insomma di un lavoro di continua interazione.

2. KPI commerciali essenziali

Quali sono le statistiche principali da chiedere al tuo gestionale? Come questi dati poi vanno confrontati con il progetto?

» Fatturato mese per mese rapportato all'anno precedente;

» Fatturato attuale rispetto all'obiettivo;

» Prime visite (pazienti che non ci conoscono, divise per canali di provenienza);

» PMV preventivo medio di vendita;

» TMV ticket medio dell'accettato;

» Percentuale di chiusura prime visite;

» Percentuale di chiusura valore prima visite;

» Efficacia recall dormienti;

» Efficacia recall preventivi non accettati;

» Efficacia lead generation.

Tutti questi dati nelle pagine successive del libro troveranno vari riscontri ed esempi pratici di utilizzo.

Da quanto sopra, si evince l'importanza di disporre di un programma gestionale e, soprattutto, di saperlo usare e aggiornare costantemente. Ad oggi chi ha un gestionale lo sfrutta per il 20-30% delle sue potenzialità. È uno strumento attivo ed è il cuore del mio sistema, mi presenta il dato e posso navigare graficamente per analizzarlo. Deve essere interconnesso in tutte le sue funzioni e permettermi di lavorare inserendo i dati quotidianamente. Vanno impostati i protocolli di lavoro quotidiano, non devo fare fatica, fare "l'amanuense" e cercare dati.

Dobbiamo avere sistemi che siano automatizzati il più possibile, fino al punto in cui il dato possa "entrare" evitando che ce ne rendiamo conto. Il nostro quotidiano deve essere: seguo un protocollo preciso e automatizzato e questo mi aggancia tutta una serie di dati che ritroverò a fine giornata, fine settimana, fine mese. Devo essere messo in condizione di "navigare" all'interno del gestionale, analizzando agevolmente i dati per capire cosa succede, senza dover ricorrere al commercialista per conoscere i miei numeri o per capire come dobbiamo essere gestiti.

3. Gestione dei Pazienti
Devi monitorare e tracciare costantemente lo stato del Paziente all'interno della tua attività e avere la possibilità di scaricare delle liste di contatto dal gestionale. Alcune di queste sono:
  » Gestione pazienti dormienti;
  » Gestione preventivi non accettati;
  » Gestione contatti Web Marketing;
  » Elenco pazienti suddiviso tra: Prime visite/ampliamenti/dormienti;
  » Statistiche provenienza;
  » Statistiche capacità "chiusura" dei Dottori;
  » Statistiche capacità "chiusura" office Manager;
  » CPV (cadute prime visite agendate) tra il 10 e il 15% di cadute è fisiologico.

4. Controllo di Gestione
Ultimo aspetto da considerare è il controllo di gestione, che consigliamo di fare almeno ogni tre mesi. È un metodo che ci permette di prendere decisioni, pertanto, meno errori e maggior tempo guadagnato.
Quali aspetti ci permette di analizzare:
  1. Se il listino è congruo;
  2. Costo poltrona;
  3. Marginalità;
  4. Break even point (punto pareggio costi-ricavi);
  5. Monitoraggio sul cash flow (flusso di cassa);
  6. Efficacia e produttività dei collaboratori;
  7. Monitoraggio dei costi indiretti e dei fornitori.
Il controllo di gestione è un argomento molto vasto che varia a seconda della complessità della struttura e di quanto in profondità sia necessario andare a seconda dello stato organizzativo-manageriale della struttura stessa, oltre che del fatturato.

0.7 INTRODUZIONE AI 5 ELEMENTI DEL MARKETING E MANAGEMENT ODONTOIATRICO

Non si può fare un'attività di Marketing senza una fase di preparazione. Non si può fare una preparazione senza un Marketing Plan adeguato, senza cioè aver fatto una profonda analisi di questi 5 Elementi. Immagina il tuo Studio Dentistico come un ecosistema in cui l'armonia degli elementi permette il proliferare della vita: lavorare sui 5 elementi significa massimizzare le potenzialità della tua attività, creando un ambiente vincente, sereno e in grado di generare valore.

I 5 Elementi sono:

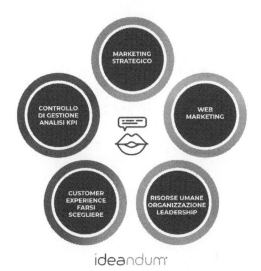

» Risorse Umane - Organizzazione - Leadership
Come è organizzato il tuo Studio? Quanto bene "funziona" il team? In caso di una crescita rischi una implosione o una perdita della qualità erogata?

» Customer Experience - Farsi scegliere (Vendita).
Ti suggerisco di considerare il concetto di vendita in modo positivo, evitando di demonizzarlo o di temerlo. Vendere significa farsi scegliere, farsi dare una conferma di fiducia. Vendere oggi è molto più complesso e non dipende solo da te ma dalla competenza del tuo staff, dai protocolli di gestione previsti e da molti altri fattori che vedremo dettagliatamente nei capitoli a seguire.

» Controllo di Gestione - Analisi KPI.
Qualsiasi decisione strategica deve essere sempre sostenuta da un'analisi numerica. A volte crescere fa male... Se la tua marginalità è bassa, se la tua capacità di gestione del Paziente non è sufficientemente adeguata, prima di pensare a effettuare una attività di Marketing è fondamentale comprendere le lacune e di conseguenza porvi rimedio.

» Marketing Strategico.
Fare Marketing ma non avere le idee chiare sul come farlo equivale a perdere tempo. Se non sai quali sono i tuoi pazienti ideali, in cosa ti differenzi dai competitors, qual è la tua Unique Value Proposition (proposta di valore unica), difficilmente riuscirai a fare una attività di Marketing vincente.

» Web Marketing e Marketing operativo.
Esistono migliaia di agenzie di Marketing nel mondo, ma devi sapere come funziona il mondo del "Marketing moderno" per comprendere certe scelte, condividere determinate strategie e guidare la crescita della tua attività. Devi tener presente che per qualsiasi agenzia è necessario confrontarsi periodicamente con "chi decide", per farlo in modo adeguato è importante appianare eventuali gap di conoscenza. Ricorda poi che esiste il "Marketing", ma anche il "Marketing Odontoiatrico", ovvero quello strutturato e gestito da un partner che conosce questo particolare settore, ne comprende le dinamiche e opera in pieno rispetto delle normative vigenti.

Questi 5 elementi sono strettamente correlati tra di loro e devi tenere presente che la Catena del Valore della tua Struttura è tanto forte quanto lo è l'anello più debole.

La Catena del Valore

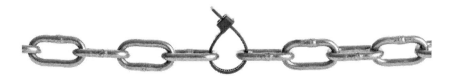

I capitoli successivi di questo libro prenderanno in considerazione ognuno dei cinque elementi con l'obiettivo di aiutarti ad avere un riscontro oggettivo con la tua realtà ma anche con l'obiettivo di fornirti consigli utili e condividere l'esperienza che in questi anni ci ha permesso di lavorare con centinaia di Studi Dentistici in tutta Italia.

Capitolo 1

1° Elemento:
Risorse umane, Leadership
ed organizzazione

> **❝** Il capitale più importante per una
> azienda è il capitale Umano. **❞**
>
> - Henry Ford

La crescita di una azienda può essere sostenuta e mantenuta solo ed esclusivamente se le risorse umane aziendali sono in grado di erogare perfettamente il compito a loro richiesto.

Avere un personale motivato e formato, che segue i protocolli e si comporta coerentemente alle tue aspettative non è scontato, ma allo stesso tempo è cruciale per determinare il successo o meno di una iniziativa che mira alla crescita o al miglioramento della performance del tuo Studio Dentistico. In questo capitolo affronteremo quali sono gli atteggiamenti e le best practice che trasformano e motivano positivamente le risorse umane.

In questi anni ho compreso l'importanza del concetto di causatività, accettare che tutto dipende da me, che la responsabilità è sempre mia in quanto titolare dell'azienda, che non devo vedere le mie risorse come il problema, ma che i problemi derivano dai miei comportamenti e dalle mie scelte. Questa nuova visione mi ha aiutato a imparare come si gestisce un team, mi ha messo nelle condizioni di diventare un leader migliore rispetto al passato e di arrivare a essere a capo di un gruppo di oltre settanta persone.

Se ti ritrovi in almeno una delle affermazioni riportate nell'immagine che segue, allora molto probabilmente devi rivedere la tua idea di gestione delle risorse umane, sviluppando la tua capacità di Leadership. Mi auguro che gli argomenti riportati di seguito possano essere di tua utilità.

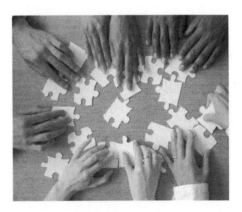

- Il mio team non mi segue
- Ci sono persone fuori dal "cerchio" che rovinano l'atmosfera
- Quando c'è un problema si cerca il colpevole
- Sembra che ognuno lavori per se stesso!!!
- Ripeto le cose tante volte, ma pare non capiscano mai
- Io faccio il dentista e non voglio saperne nulla dei loro conflitti e dei loro capricci

1.1 I TRE FONDAMENTI DELLA COMUNICAZIONE

La comunicazione è un argomento imprescindibile per una corretta gestione delle risorse umane.

È una relazione che avviene tra emittente e ricevente:

» L'emittente lancia un'informazione che viene raccolta dal ricevente;

» Il ricevente a sua volta avrà una reazione che sarà un nuovo messaggio ed ecco che dunque il ricevente diventa emittente;

» Questo significa letteralmente "essere in una relazione circolare";

» Questa circolarità ci permette di conoscere il primo assioma della comunicazione: non si può non comunicare, siamo sempre in costante comunicazione, ogni momento della nostra giornata.

Non possiamo non comunicare perché il nostro volto comunica, il nostro tono di voce, la nostra postura, le nostre parole comunicano, quindi è fondamentale sapere come comunicare. Per avere il controllo della comunicazione è importante conoscere gli elementi che la caratterizzano e come influiscono per mediare la stessa. I tre principi fondamentali della comunicazione sono:

» L'ascolto attivo;
» La responsabilità;
» La gestione del tempo.

Base di partenza per avere una comunicazione efficace è ascoltare, sé stessi in primis e offrire un ascolto attivo nei confronti di chi ci sta parlando.

L'**ascolto attivo** ci avvicina all'interlocutore, sollecitando quella che è chiamata "empatia", lo stare in relazione con la persona con cui comunichiamo, quindi dimostrare interesse, fare domande, lasciarla parlare, guardarla in viso, magari senza interrompere con troppe domande o risposte.
Questa modalità di ascolto promuove un rapporto autentico e abbassa le barriere che si possono creare in una relazione e che, spesso, esistono soprattutto in ambito lavorativo.
Con l'eliminazione di queste barriere il nostro interlocutore si sentirà ascoltato e a sua volta sarà più aperto all'ascolto.
Un aiuto all'ascolto attivo è l'attuazione di una tecnica che è quella della "riformulazione".
Serve per verificare se io ho capito bene ciò che tu mi hai detto e se tu sei davvero consapevole di quello che mi hai detto.
Ovviamente questa è una verifica ambivalente.
La riformulazione si applica durante la conversazione ripetendo il concetto che ci è stato esposto, così da verificare se abbiamo capito.
Un semplice esempio di riformulazione può essere: "Quindi mi stai dicendo che..."; oppure ancora "Provo a riassumere ciò che mi hai appena detto...".
Ecco che allora la comunicazione viene man mano tarata grazie alla riformulazione e si raggiunge un grado di comprensione effettivamente utile per entrambi. Nell'ascolto attivo è importante "non pensare alla risposta". Bisogna allenarsi al silenzio della mente, onde evitare di farci distrarre dalle interferenze e favorire appunto l'ascolto attivo.
La **responsabilità** intesa come essere responsabili della comprensio-

ne del ricevente. Spesso si pensa che sia l'altro a non capire, che sia solo "colpa sua" per non aver compreso quello che gli ho detto, magari più volte. Tu sei responsabile della sua comprensione perché se vuoi che il tuo messaggio sia recepito, dovrai modulare questo messaggio affinchè sia comprensibile per il ricevente, tenendo ben presente questi tre punti:

» Scegliere bene cosa dire;
» Scegliere bene come dirlo;
» Scegliere bene quando dirlo.

Cosa dire riguarda la tematica. Non possiamo dare troppe informazioni all'interlocutore in merito a troppe tematiche. Scegliere bene cosa dire ci permette di evitare confusione.

Scelgo come dirlo, quali parole sto utilizzando, che espressione del viso sto tenendo, che inflessione vocale uso.
Il **come** dirlo è fondamentale affinché l'altra persona non interpreti male un nostro sguardo o un tono di voce, magari frettoloso, che non ha intenzioni nocive o negative, le quali potrebbero essere male interpretate. Ecco perché è importante adottare un tono di voce adeguato rispetto a ciò che intendo dire: la corretta modalità avrà un aspetto molto influente circa la ricezione del messaggio.

Devi poi scegliere **quando** dirlo e questo è fondamentale poiché dobbiamo tenere conto di moltissimi aspetti.
Per comunicazioni veloci o di argomenti non importanti, possiamo tranquillamente sfruttare i momenti di pausa tra un'attività e l'altra.
Per tutto il resto è necessario dedicare il giusto tempo alla comunicazione, che permette di:

» Dare tutte le informazioni;
» Verificare la comprensione;
» Dipanare dubbi;
» Evitare di trasmettere informazioni negative in presenza di altre persone.

Un messaggio efficace va comunicato in un tempo adeguato alla portata dell'importanza che merita. Il tempo è anche quello strumento che permette alla persona coinvolta di sentirsi importante, in quanto se ti prendi del tempo e lo dedichi ad una risorsa che lavora nel tuo

Studio, ciò significa che quella persona è per te importante e ciò verrà percepito.
Dedicare il giusto tempo per una comunicazione efficace alle tue risorse darà sempre ottimi riscontri.

1.2 I TRE ERRORI COMUNI NELLA COMUNICAZIONE: CHIUDERE IL CERCHIO, LEGGERE LA MENTE, IL PREGIUDIZIO

Esistono tre errori tipici comuni nella comunicazione, che possono condizionare la sua efficacia, impedendoci soprattutto di acquisire alcune informazioni, talvolta per noi importanti, e nello stesso tempo anche di trasmettere nel modo corretto le informazioni.

Il primo errore comune è **chiudere il cerchio**: risponde al bisogno di chiusura e accade anche nella comunicazione.
Sarà capitato sicuramente, nel corso di un colloquio, di chiudere la frase dell'altro oppure di chiudere nella tua mente il significato di un concetto mentre ti veniva trasmesso. Quando noi facciamo questo, senza comprendere l'opportunità o meno di questa chiusura, commettiamo un errore perché probabilmente l'altra persona non avrebbe chiuso quel discorso, non avrebbe dato quel senso chiuso anticipato dal nostro pensiero.
Se vogliamo comunicare ed entrare nella relazione circolare con l'altra persona dobbiamo verificare sempre che la nostra chiusura del cerchio sia corretta (in sintonia con l'intendimento altrui) oppure attivare un blocco a questo nostro istinto, lasciando al nostro interlocutore la chiusura secondo il suo intendimento.

Un altro errore comune è la **lettura della mente**.
Dare per scontato ciò che l'altro sta per dire, è un altro atteggiamento che spesso assumiamo, perché è basato ancora una volta sulla nostra esperienza. Questo ci preclude ancora una volta la possibilità di comunicare compiutamente, con la conseguenza di limitare il senso di ciò che avremmo voluto dire o l'acquisizione di informazioni utili per noi.
Fare le nostre domande aperte, cercare di capire che cosa si intendesse dire circa quell'argomento o quella determinata situazione favorisce la comunicazione, mentre la lettura della mente risponde ad un biso-

gno di sicurezza, di sapere ciò che sta succedendo ed eventualmente di prevenirlo. Durante la comunicazione dobbiamo imparare a stare un po' nell'incertezza e a prenderci il tempo, a lasciare il tempo a chi ci parla, per poter spiegare tutto ciò che intende dirci, così come noi dobbiamo dedicare la tempistica corretta per dare informazioni comunicando in modo efficace. Non dobbiamo inoltre dare per scontato che anche gli altri leggano la nostra mente e pertanto dobbiamo sempre ripetere le cose in modo che siano comprensibili agli altri.

Il terzo errore è il **pregiudizio**, che è la codifica dello stimolo sulla base della nostra esperienza. È un'interpretazione del Mondo: noi abbiamo il bisogno di dare un senso, quindi tutto ciò che vediamo risponde al senso che diamo noi, con la nostra esperienza, la nostra cultura, la nostra istruzione. Spesso questi sensi diventano pregiudizi che possono ostacolare la nostra comunicazione e quindi ci portano fuori strada. Questo può avvenire con le nostre risorse umane, quando magari abbiamo di fronte a noi una persona che, anche se molto brava, può presentare uno stile di vita che differisce dal nostro e ciò può creare un conflitto di valori che non condividiamo.

Dobbiamo cercare di aprire la mente ad altri sensi, considerando che anche le altre persone hanno le loro esperienze e il loro vissuto e quindi un loro mondo, come noi abbiamo il nostro e la cosa migliore che possa succedere, per una comunicazione efficace, è che questi mondi si possano incontrare.

"Raggiungiamo l'eccellenza solo quando copriamo la totalità delle competenze necessarie per svolgere il lavoro"
- F. Malik, economista

1.3 L'ELEMENTO CHIAVE DI UN'ORGANIZZAZIONE: LE PERSONE

La tua risorsa più importante sono le persone.
Gestire le persone significa interessarsi a loro, alla loro crescita, alimentarla e motivarla contemporaneamente al funzionamento dello Studio. Ciò significa entrare in relazione empatica, senza coinvolgimenti emotivi nello sviluppo e gestione di protocolli operativi.

Gestire significa avere delle persone che lavorino in modo motivato e organizzato per il corretto funzionamento delle attività del tuo Studio. Le persone vanno gestite non solo come inserite in un organismo completo, ma anche nella loro unicità. Bisogna adottare la visione d'insieme e contemporaneamente cogliere il dettaglio.

Anche tu, come Dottore, socio, persona, sei una risorsa che necessita di autogestione, all'interno dell'organizzazione. Ricorda la metafora del corpo umano, con i suoi organi e le loro funzioni: questo ti aiuterà ad avere sia la visione d'insieme che la visione di ogni singolo elemento, in modo tale da poter affrontare la quotidianità in maniera adeguata.

Ricorda soprattutto di considerare anche la tua persona all'interno della gestione delle risorse umane. Gestire efficacemente significa avere chiarezza di "chi fa che cosa", delle tempistiche, dei flussi. Una consapevolezza che porta sicurezza, autoefficacia e incremento di autostima. Un Team collaborativo fa domande, è formato da persone che sono proattive, che lavorano con entusiasmo, provano soddisfazione per il loro lavoro e impiegano le loro energie per migliorare la qualità di vita dello Studio, dei pazienti e di loro stesse.

Un'efficace gestione delle risorse umane ha degli effetti che poi sono contagiosi, si migliora qualitativamente il clima e quindi questo viene percepito da tutte le persone che gravitano intorno allo Studio (pazienti inclusi).

Nascono momenti di condivisione di idee innovative trasferendo al Paziente un effetto "wow", la sorpresa di quanto nello Studio si possa stare bene. Tutto questo contribuisce inoltre a risolvere con rapidità gli eventuali imprevisti e quindi alla velocità del "problem solving".

Una gestione efficace e ordinata garantisce le tempistiche e le responsabilità di ciascuno evitando anche l'eventualità di conflitti di competenza. Un buon clima porta energia positiva e di conseguenza un Team automotivato. La Leadership del Professionista sarà la garanzia del benessere di un Team coeso, producendo un clima fortemente collaborativo. Punti di partenza per una gestione efficace: farsi delle domande, chiedersi cosa siamo adesso e cosa vogliamo diventare. È fondamentale conoscere il punto di partenza per riuscire ad attuare un piano di miglioramento: ciò permette di capire quali sono le aree forti, le aree da potenziare o rivedere totalmente.

È importante fare un **esercizio di consapevolezza** ed è opportuno chiedersi:

» Cosa devo fare per aumentare la consapevolezza delle mie Risorse?

» Quali sono gli sprechi nello Studio e cosa devo cambiare per ridurli?

» Che tipo di situazioni risultano complicate da risolvere e quali sono le cause, come posso intervenire per eliminarle?

» Quali segnali ricevo dal mio Staff per farmi capire che sono un buon Leader?

» Cosa gradirei sentirmi dire dal mio Staff?

» Quali sono i segnali che io trasmetto al mio staff e cosa il mio staff vorrebbe sentirsi dire?

1.4 L'IMPORTANZA DELLA CULTURA DEL FEEDBACK

Il feedback è un dialogo elaborato per trovare una soluzione, per modificare i comportamenti disfunzionali o decisioni non appropriate o per individuare le eventuali aree di miglioramento.

Ha lo scopo di "nutrire" le persone affinché crescano, si evolvano.

È un metodo di comunicazione molto efficace che deve essere gestito secondo le seguenti metodiche:

» Deve essere **dichiarato**: la persona deve essere preparata a ricevere un'osservazione su ciò che ha fatto, così da essere più predisposta ad ascoltare, evitando così un rifiuto a prescindere.

» **Tempo dedicato**: il feedback deve essere dato in un momento in cui si possa spiegare bene ciò che si vuole dire.

» **One to one**: devi dirlo direttamente alla persona interessata e non delegare ad altri. Solo tu puoi spiegare o rispondere a eventuali obiezioni e solo la persona coinvolta può capire l'argomentazione a cui ti riferisci.

» Deve essere dato infine sul **comportamento**, e non sulla persona, contestualizzando in maniera specifica, riportando aspetti concreti di quanto si è osservato.

I feedback vanno dati sia sulle aree di miglioramento che sugli aspetti positivi. Spesso ci si concentra su ciò che che non va bene e di conseguenza il focus è orientato sulle aree critiche. In realtà anche i comportamenti positivi meritano un feedback per essere ripetuti, rinforzati, valorizzati e mantenuti.

1.5 LAVORARE CON LE PERSONE, IL CICLO DI DEMING

Lavorare con le persone richiede molta flessibilità perché non abbiamo a che fare con delle macchine esecutrici, ma con persone, appunto, che presentano una serie infinita di variabili. Nello stesso tempo si deve tenere conto che le attività dello Studio devono essere svolte secondo i giusti protocolli, mantenendo lo standard qualitativo e la costante capacità produttiva. Fondamentale per l'organizzazione delle risorse umane è l'applicazione di del **"il ciclo di Deming"**, concetto che abbiamo cominciato ad accennare nel capitolo precedente, parlando appunto di management.

È un modello di controllo delle attività sistematicamente migliorabile attraverso l'ottimizzazione dei processi, ed è proprio ciò che necessita quando queste attività vengono svolte soprattutto attraverso le persone. Questo modello accompagna la ripetibilità delle varie procedure che vengono messe in atto, assieme all'ottimizzazione dei processi. Il Ciclo di Deming è valido per incrementare la performance dello Studio, ottimizzando le prestazioni sia in ambito operativo e clinico, sia per la gestione delle risorse umane.

L'efficienza, la qualità e il miglioramento di questa attività viene costantemente analizzata e potenziata attraverso il ciclo di Deming, in quattro fasi circolari.

Plan, pianifica: in questa prima fase si identificano i vari passaggi, le opportunità, sviluppando le ipotesi su quali possono essere i possibili scenari.

Do, fai: in questa seconda fase si va a testare le soluzioni, i protocolli e le decisioni prese, misurandone i risultati.

Check, verifica: la terza fase consiste nello studio e nel controllo dei risultati, misurandone l'efficacia, stabilendo se è valida la scelta iniziale oppure se necessita di alcune modifiche. È la fase cruciale del processo per il miglioramento continuo, anche se spesso viene "sottovalutata" e "dimenticata".

Act, agisci: quarta e ultima fase, agire implementando le migliorie considerate nella fase precedente, mentre ciò che non ha avuto risultati soddisfacenti va eliminato. Agire significa avere il coraggio di mettere in atto un cambiamento.

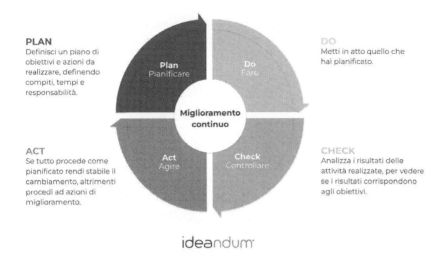

PLAN
Definisci un piano di obiettivi e azioni da realizzare, definendo compiti, tempi e responsabilità.

DO
Metti in atto quello che hai pianificato.

ACT
Se tutto procede come pianificato rendi stabile il cambiamento, altrimenti procedi ad azioni di miglioramento.

CHECK
Analizza i risultati delle attività realizzate, per vedere se i risultati corrispondono agli obiettivi.

ideandum

Alcuni esempi pratici per capire come si può applicare questo metodo nel tuo Studio Dentistico.

Esempio operativo:

Nello Studio Dentistico i protocolli sono necessari per fare in modo che tutto funzioni, secondo programmi, per evitare errori, perdita di dati importanti, garantendo al Paziente una buona esperienza nel tuo Studio.

Nella fase di pianificazione si effettua la stesura dei protocolli operativi, dei processi primari e secondari, tutto ciò che riguarda il "backstage" del tuo Studio, per esempio la gestione del Paziente, la gestione del software gestionale, la gestione del magazzino ecc.

Nella seconda fase vengono applicati questi protocolli, per esempio per due mesi, il tempo utile a dare frutti e a far emergere ciò che potrebbe non funzionare.

Può succedere, ad esempio, che in magazzino si sia verificato un accumulo nelle giacenze di materiale.

Durante questa fase è necessario raccogliere i dati che verranno analizzati nella terza fase, la fase check, di Studio, di valutazione, dei pro e dei contro, sia da parte del titolare che dallo staff.

Lo staff sarà coinvolto in tutto il ciclo e sarà prezioso ricevere questo punto di vista per arricchire o correggere i protocolli.

Quarta fase, quella dell'azione: vanno adattati i protocolli sulla base di quanto emerso, per esempio creando dei file di registrazione del materiale da ac-

quistare in funzione del numero medio dei preventivi svolti in quei due mesi. Il ciclo, in quanto tale, va ripetuto costantemente, garantendo così l'ottimizzazione dei processi.

Altro esempio applicato alla gestione delle risorse umane:
Plan: pianifichiamo un brief settimanale ogni venerdì pomeriggio per quattro settimane. Allo scadere facciamo un check, valutazione, dell'efficacia di questo brief, della durata, dell'orario.
Ecco quindi che nella quarta fase. Act, se necessario, andiamo a ricollocare il brief con la stessa modalità magari in un giorno diverso.
L'applicazione del ciclo di Deming aiuterà, in generale, ad accentuare la qualità percepita nel tuo Studio Dentistico e consentirà di ottimizzare le prestazioni sia in ambito operativo e clinico, sia nella gestione delle risorse umane, lasciando sempre aperta la possibilità di miglioramento.

PLAN - DO - CHECK - ACT
Pianifica, Fai, Verifica, Agisci

Ulteriore aspetto da considerare è relativo all'organizzazione di una riunione con lo staff: parlando con i Titolari di Studio Dentistico mi rendo conto che spesso, nella gestione delle riunioni con il team, purtroppo manca un metodo, manca l'agenda delle priorità da definire, quanto concordato non viene riportato in un documento né controllato nella riunione successiva. È importante anche in questo caso prevedere la medesima metodologia sopra riportata, ovvero utilizzare il Ciclo di Deming.

IMPOSTAZIONE PROGETTO

 Quali sono gli obiettivi

 Timeline operativa

 Monitoraggio

 Risultati

 Monitoraggio costante obiettvi

 Timeline controllo

 Report riunioni

1.6 COME FAR CHIUDERE LA LUCE E LE FINESTRE

Chiaramente il titolo è una provocazione.

La gestione delle risorse umane e la Leadership prevede anche l'organizzazione e la pianificazione di tutte quelle piccole attività che fanno la differenza, tutti quei dettagli che talvolta non vengono presi in considerazione ma che poi possono far sì che le luci rimangano accese per tutto il weekend, così come l'aria condizionata o che le finestre rimangono aperte durante un temporale notturno.

Verifichiamo quindi quali siano le metodologie per riuscire a far spegnere la luce e chiudere le finestre al nostro staff.

Se non abbiamo buone capacità di Leadership, se non riusciamo a fare anche queste piccole cose, ci innervosiamo ed è una reazione del tutto comprensibile perché diamo per scontate certe dinamiche e pensiamo semplicemente ... "se non lo faccio io, lo fa lui"... ed è un errore che tutti noi commettiamo, quello di generalizzare.

Dobbiamo essere consapevoli e chiederci come possiamo intervenire affinché anche queste piccole attenzioni siano prese in carico.

Non è una questione di buon senso, ma di responsabilità. Bisogna farsi una domanda causativa per la quale capire che cosa si è fatto o non si è fatto per attivare, in qualità di titolare dello Studio, una reazione diversa allo staff.

Primo passo, assegnare la responsabilità per ogni macro o micro attività. Sei tu che devi dirigere e guidare le persone affinché portino a termine anche queste attività, che non fanno parte della loro attività principale all'interno del tuo Studio, ma sono delle macro aree, come quella dell'ordine, del risparmio energetico, della sicurezza, che vanno gestite e tenute sotto controllo.

Se qualcosa non funziona all'interno dello Studio la causa sei tu, non il tuo collaboratore. Può sembrare una affermazione forte ma è necessario avere sempre un atteggiamento causativo per metterci nelle condizioni di fare un cambio di mentalità e comprendere che il collaboratore va guidato, educato, formato, incentivato, controllato (nel modo corretto) e "protocollato", se manca uno di questi passaggi la responsabilità è tua. Un'ulteriore guida chiave di comportamento richiesto in assenza di un protocollo è possibile svilupparla attraverso la creazione e condivisione dei valori dello Studio e andando a realizzare un codice di condotta coerente con i valori condivisi. Di questo aspetto ne parleremo nei successivi paragrafi.

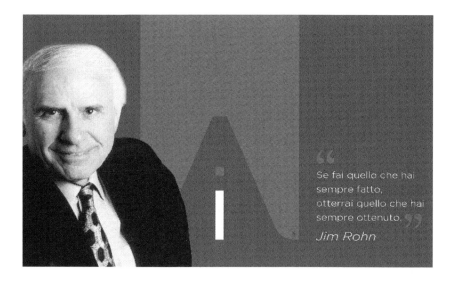

Se fai quello che hai sempre fatto, otterrai quello che hai sempre ottenuto.

Jim Rohn

1.7 LA TIMELINE CORRETTA PER LA GESTIONE DELLE RISORSE UMANE

La gestione delle risorse umane deve avere una programmazione, una fase di preparazione degli strumenti e una di attuazione degli stessi. Innanzitutto devi avere ben chiaro quali sono i motivatori del personale, che cosa anima le persone nel loro lavoro.

Il tuo Studio è composto di persone, pertanto al primo posto c'è l'apprezzamento per il lavoro svolto e solo al quarto posto troviamo la motivazione economica, preceduta dal coinvolgimento, dall'interesse per l'individualità. Il buon livello salariale non è la prima ragione che motiva le persone ad attuare il loro lavoro con costanza, con una qualità della prestazione ottimale, giorno dopo giorno. Non si deve pensare che "soluzione ai problemi" equivalga a bonus o aumenti di stipendio. Dobbiamo far leva su motivatori emozionali, partendo proprio dall'inizio, come prevede una timeline efficace.

Nella **fase 1** dobbiamo andare a definire quelle che sono la mission, la vision, i valori e il codice di condotta del nostro Studio.

Questi sono l'identità dell'azienda, la sua ragion d'essere, e aiutano le persone ad orientarsi all'interno del tuo Studio, a condividere un "perché" e un "come". I valori devono essere spiegati e condivisi e, se usati correttamente, hanno il vantaggio di guidare le persone nelle scelte quotidiane che devono compiere.

Esempio pratico:
Fin da quando ero bambino, mio padre mi ha insegnato e condiviso il valore dell'onestà. Questo valore mi ha sempre accompagnato nella vita e se, per esempio, al supermercato la cassiera mi da il resto sbagliato, sento subito il valore dell'onestà che mi è stato trasmesso e di conseguenza l'avviso e le restituisco il resto.
Fase 1: *Se in Studio viene condiviso il valore dell'empatia e dell'ascolto, la mia segretaria, in assenza di un protocollo o se si troverà di fronte ad un bivio, e dovrà prendere una decisione, dovrà seguire questo specifico valore.*
Una volta creati e condivisi questi strumenti e una volta che sono stati appresi e applicati giorno dopo giorno, possiamo passare alla **fase 2**, *gli strumenti di consapevolezza. Sono la job description, gli obiettivi S.M.A.R.T., la formazione del personale, fino ad arrivare alla applicazione della performance review, una valutazione della risorsa, del suo operato, che stimola le motivazioni al raggiungimento dell'obiettivo. Viene definito infine un bonus, assegnato in base ad un punteggio, alla valutazione raggiunta nel periodo preso in esame. Dunque rispettare i tempi, partendo dalle basi fino ad arrivare allo strumento più evoluto qual è la performance review, è importantissimo se vuoi far crescere ed evolvere le risorse nel tuo Studio Dentistico.*

CREARE UN ECOSISTEMA

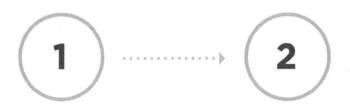

1
- Valori
- Mission
- Codice di condotta

2
- Strumenti di consapevolezza (Job Description, obiettivi smart, formazione del personale, performance review)

1.8 LA MISSION E I VALORI

Mission, valori e codice di condotta sono le basi fondamentali per gestire le risorse umane. Sono diversi tra loro ma hanno lo stesso obiettivo: quello di aiutare lo staff ad autogestirsi nelle proprie azioni e comportamenti, far sì che un gruppo diventi un Team, che tutti siano allineati verso la stessa direzione. Grazie a questi strumenti le persone sanno esattamente cosa fare in ogni momento e sono guidate nel percorso delle attività all'interno del tuo Studio Dentistico.

La **mission** è l'essenza del tuo Studio, la ragione d'essere, la tua esperienza, le tue aspettative, la tua visione. Va scritta in una frase, sintentica ed essenziale: mettere nero su bianco questi concetti aiuterà a focalizzarli e a farli propri. Per aiutarti a comprendere cosa intendo, ecco come esempio la mission della mia azienda, Ideandum: esperti nel settore dentale e medicale per creare un innovativo ponte di comunicazione tra il paziente, il professionista e l'azienda.

I **valori** possono essere considerati come la bussola dei comportamenti. Dicono alle persone quando sono in linea con la filosofia dello Studio, cioè quando stanno facendo qualcosa che rispecchia i valori del tuo Studio Dentistico, come il rispetto del Paziente, dei colleghi, del denaro dello Studio, l'attenzione a nuove tecnologie, a corsi di formazione.

Il **codice di condotta** può essere considerato il copione, è molto articolato, complesso, dettagliato, e serve proprio per rispettare non solo i valori ma anche le altre dinamiche che si generano nello Studio, fornendo i protocolli attraverso i quali le persone assumano un codice di comportamento.

COME SCRIVERE UNA MISSION CHE "VINCE"

Segui i punti riportati di seguito e crea così la tua mission: un "manifesto" forte, che ti definisce e ti contraddistingue in maniera efficace dagli altri.

FASE UNO   Rispondi singolarmente ad ognuna di queste domande

A COSA FACCIAMO? *(Es. Struttura odontoiatrica)*

B CARATTERISTICA DEL PRODOTTO? *(Es. Servizi odontoiatrici a 360°)*

C BENEFICIO DEL PRODOTTO? *(Es. Ottimo rapporto qualitativo ed estetico)*

D VALORE AGGIUNTO DEL PRODOTTO? *(Es. Attenzione alle nuove tecnologie)*

FASE DUE   Crea una frase di senso compiuto che riassuma le domande precedenti in massimo 2-3 righe.

✳ MAGGIORE SPAZIO DEDICHERAI AI PUNTI **C** E **D**, MAGGIORE SARÀ LA POTENZA COMUNICATIVA DELLA TUA MISSION!
(Es. Seguire l'innovazione tecnologica al fine di offrire la massima qualità estetica e funzionale, offrendo servizi odontoiatrici a 360°)

1.9 COME CREARE UNA JOB DESCRIPTION

La Job Description è uno strumento di consapevolezza fondamentale per la gestione delle risorse umane in quanto ci aiuta a guidare i collaboratori nel loro percorso all'interno dello Studio.

È necessaria per

Selezionare: le persone(definisce le caratteristiche richieste per svolgere i vari ruoli)

Valutare: indica su quali compiti il dipendente deve essere valutato (performance review)

Formare: indica su quali compiti il dipendente deve essere formato

Grazie alla job description anche la Risorsa si rende consapevole e capisce quali sono le aree sulle quali deve avere un aggiornamento, una formazione.

Contenuti di una Job Description:

» Ruolo;
» A chi deve rispondere;
» Finalità;
» Aree di responsabilità;
» Abilità personali (soft skills).

Vediamo come elencare il ruolo della persona, a chi risponde, le finalità, e le aree di responsabilità. Ci sono poi le abilità personali che devono essere inserite all'interno della job description, sono quelle che vengono chiamate "soft skills", il problem solving, la capacità di gestire lo stress.

Esempio di Job Description "Segretaria Front Office":

Ruolo: *Segretaria dello Studio Front Office*

Risponde a: *Titolari dello Studio*

Finalità: *Mantiene il corretto funzionamento della segreteria garantendo sempre un punto di contatto tra la clinica e il Paziente, favorendo la realizzazione degli obiettivi di Marketing in modo efficace. La segreteria svolge le mansioni di segreteria e le attività affini, nonché essere di supporto per le mansioni a cui è delegata.*

Aree di Responsabilità generali:

Paziente: *come punto di primo contatto per i pazienti deve garantire una rapida e costante risposta facendo trasparire un'immagine dello Studio più che positiva. Dovrà relazionarsi con il Paziente, dalla telefonata all'esperien-*

za in Studio, dalla sala d'attesa al riunito, garantendo il massimo livello di qualità,puntualità, cura ed efficienza, sia relativamente agli ambienti che agli strumenti disponibili.

Risorse Interne: *coordina gli appuntamenti degli operatori e gestisce in modo efficiente l'agenda, con l'obiettivo di gestire nel miglior modo il Paziente e permettere una rapida produzione dei piani di cura evitando di lasciare scoperte aree operative e ottimizzare il tempo lavorativo.*

Segretezza Dati: *è incaricata al trattamento dei dati relativi ai pazienti e allo Studio ed è tenuta a mantenere la segretezza e la riservatezza delle informazioni.*

Gestione Dati: *sarà responsabile di registrare e fornire i dati necessari allo Studio in merito alle varie attività di segreteria, organizzandoli in modo tale che il reperimento possa essere effettuato da ogni altro membro dello staff in qualunque momento.*

Relazioni: *si relaziona e collabora attivamente con i titolari in primis, al fine di contribuire allo svolgimento regolare dei flussi di lavoro. È la responsabile di rendere la relazione con il Paziente, sia al telefono che in Studio, una relazione in linea con il contesto di cura della persona.*

Commerciale: *è la responsabile delle attività dei richiami e della presentazione dei preventivi.*

Gestione Finanziaria: *è la responsabile dei pagamenti al front desk*

Utilizzo *e* **gestione del materiale** *a disposizione (brochure, buoni, volantini eccetera) dello Studio per favorire la comunicazione con il Paziente.*

Aree di Responsabilità nella comunicazione con il Paziente:

Effettua le telefonate in entrata e in uscita, con pazienti attivi, dormienti e nuovi in maniera professionale, seguendo un protocollo, acquisendo e fornendo tutte le informazioni necessarie.

Accoglie il Paziente in struttura nelle modalità che intuisce essere più affini allo stile di comportamento della persona, svolgendo comunque tutte le attività di base che l'accoglienza da front desk richiede.Segue il Paziente quando necessario e al momento del pagamento.

Contribuisce a ridurre al minimo i ritardi e a segnalare ai titolari qualsiasi imprevisto che potrebbe accadere durante la giornata.

Soft Skill (abilità)

Autonomia, Proattività, Empatia, Gentilezza, Problem solving, Comunicazione assertiva, Flessibilità, Gestione dello stress, Adesione all'etica lavorativa in ambito medico, Creatività nella vendita, Qualità ed Eccellenza, Rispetto e Lealtà, Concentrazione.

1.10 PILLOLE DI LEADERSHIP

Mentre un Capo viene seguito per il suo stile autoritario e soprattutto non fa parte del gruppo, il Leader viene seguito da un Team che "crede" in lui.

Cresce con il Team, è sempre in aggiornamento, ascolta e coinvolge le persone, incoraggia e incentiva i punti forti di ognuno, parla al gruppo e non teme di condividere le proprie perplessità o difficoltà.

Caratteristiche di Leader:
- » Coerenza;
- » Competenza;
- » Autenticità;
- » Affidabilità;
- » Credibilità;
- » Causatività (essere il propulsore, la causa del cambiamento);
- » Delega (grazie alla conoscenza di tutti i processi, alla buona relazione con personale e colleghi, e alla fiducia reciproca generata nel tempo).

Ci sono poi degli atteggiamenti che annullano la Leadership, che vanno in contraddizione con il ruolo del leader, come:
- » Indifferenza;
- » Egoismo;
- » Superficialità;
- » Incompetenza;
- » Indecisione;
- » Falsità;
- » Inaffidabilità.

Leader non si nasce, lo si diventa. È un percorso che richiede molta capacità di mettersi in discussione, umiltà e capacità empatica.

Delegare è una libertà che deve essere conquistata.

Per delegare ci vuole una massiccia dose di conoscenza dei processi, una buona relazione con il personale e i colleghi e un po' di fiducia. Il tutto con il giusto tempo per far apprendere alla persona preposta cosa stiamo delegando, l'attività in sé e le attività connesse, le possibili conseguenze positive e negative, gli effetti, le tempistiche, le persone che sono coinvolte. Devi valutare la maturità della persona sia in ambito delle competenze che a livello emotivo.

Devi chiederti se il collaboratore ha delle esperienze sufficienti per svolgere quell'attività, se ha avuto altre occasioni per poterla attuare, dedicargli dei momenti di affiancamento e di controllo.

Valuta anche la sua capacità di gestire lo stress generato da un'attività nuova, la capacità di problem solving se dovessero sorgere degli imprevisti. Confrontati con la persona su eventuali dubbi e sugli strumenti dei quali necessita per imparare ad essere autonomo.

Solo dopo aver messo in atto queste raccomandazioni puoi sentirti libero pienamente di delegare l'attività considerata.

Se vuoi che il tuo Studio sia sempre meno dipendente da te, gli accorgimenti sopra considerati saranno necessari per una delega ben corrisposta.

1.11 IL PASSAGGIO GENERAZIONALE

È un momento importante,critico, delicato, che regala gioie e dolori.

Crea situazioni spesso difficili da gestire, con due generazioni a confronto, legate da una parentela stretta, una relazione familiare che si interseca con quella lavorativa in una quotidianità dello Studio che deve proseguire, garantire lo svolgimento del servizio e mantenere le qualità fornite al Paziente. Va gestito con strategia e attenzione!

È una scelta che va fatta con coscienza, con i tempi adeguati, ponendo le giuste riflessioni e facendosi aiutare possibilmente da una figura esterna che può fungere da mediatore: raramente avviene in modo naturale. Il passaggio generazionale mette a confronto le due generazioni, le esperienze del passato e le innovazioni del futuro.

Per attuarlo sono suggeriti tre passaggi.

» Il primo: **Analisi** della situazione.

Nella prima fase è necessario fare un'analisi degli strumenti da tenere, quelli che appartengono a una tradizione che è ancora attuabile, funzionale ai tempi attuali e sta al passo con l'innovazione e, successivamente, un'analisi degli strumenti da evolvere, degli strumenti mancanti, che possono essere inseriti dalla generazione entrante, producendo nuove opportunità.

Può essere di esempio il mantenimento della Fiducia data dalla Tradizione, affiancata all'innovazione del Marketing e Web Marketing nello Studio Dentistico. Si generano così nuove opportunità che devono essere inserite in una **timeline** con "tempistiche" che permettano di comprendere a che punto sia il passaggio generazionale, se gli obiettivi e gli step sono stati raggiunti o se ci sono dei rallentamenti. Una volta definita la timeline e quali aspetti mantenere, quali cambiare e quali inserire è importante vi sia una condivisione massima degli intenti tra le due generazioni. È altrettanto importante chiarire "chi farà cosa", quali dovranno essere i tempi e le aspettative reciproche.

» Il secondo: Progettazione e **sviluppo** dei plus della nuova situazione. Nella seconda fase è necessario progettare, sviluppare ciò che la nuova situazione ci indica come strada da percorrere, navigando in una situazione di cambiamento che necessita di essere sostenuta, contenuta e gestita. Questa fase è molto delicata, vanno definiti gli investimenti, le energie da dedicare al progetto e va compreso (non dandolo per scontato) che si sta "giocando" nella stessa squadra.

» Il terzo: **Guida** attraverso la timeline del passaggio di testimone. Infine nella terza fase la guida deve essere ancora più presente e costante, per tenere sotto controllo la timeline, con meno intoppi possibili e procedendo sempre per obiettivi e analisi, seguendo il ciclo di Deming che abbiamo definito precedentemente, integrando i protocolli e sviluppando gli obiettivi strategici del nostro piano di miglioramento aziendale.

Capitolo 2

2° Elemento:
Customer experience, farsi
scegliere dal Paziente

> « La gente non compra per ragioni logiche,
> compra per ragioni emotive »
>
> - Zig Ziglar

Spesso, confrontandomi con vari professionisti, titolari di Studio Dentistico, mi è capitato di percepire una perplessità e una preclusione mentale rispetto al concetto di vendita. Le obiezioni più frequenti sono solitamente:

» Noi non siamo dei venditori;

» Noi ci occupiamo di salute;

» Io ho studiato e mi sono formato per anni, non devo dimostrare nulla.

Le stesse false credenze e blocchi mentali le ritrovo frequentemente all'interno dello staff di collaboratori dello Studio come conseguenza di una filosofia a mio avviso sbagliata, che nasce da una preconcetto, ovvero vendere equivale a "contaminare" la propria immagine professionale, a essere simile ad un "low cost", a dare una "immagine sbagliata".

In realtà vendere significa avvicinare un utente, una persona, alla migliore scelta in modo etico per trovare la risposta al suo problema, alla sua esigenza. Vendere significa innanzitutto ascoltare, comprendere chi abbiamo davanti, analizzare i bisogni della persona e di conseguenza offrire la nostra soluzione migliore coerentemente con quanto analizzato.

I pazienti non sono in grado di capire realmente se la qualità delle prestazioni erogate sia evoluta o meno (almeno non completamente), sono certamente in grado però di comprendere se si sentono ascoltati e seguiti, compresi e correttamente motivati nel loro percorso di guarigione. Tu vendi eccome, tu vendi salute!

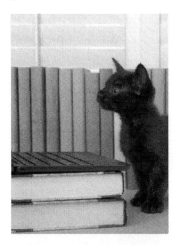

LA VENDITA: FALSE CREDENZE

1. Non sono un venditore, sono un medico
2. C'è la crisi
3. Mi ha detto NO
4. Il nostro tasso di chiusura dovrebbe essere del 95%...
5. Non dipende da me

ideandum

2.1 CUSTOMER EXPERIENCE DEL PAZIENTE

Ciò che abbiamo visto nel capitolo precedente in merito alla comunicazione interpersonale e alla gestione di un team vincente, gioca un ruolo fondamentale nel percorso che ogni paziente vive quando sceglie (o valuta) il tuo Studio Dentisitco. Mi riferisco all'esperienza che ogni singolo paziente vive quando entra in contatto con il tuo Studio e il tuo staff: la cosiddetta Customer Experience. Con Customer Experience del Paziente mi riferisco all'esperienza complessiva che i clienti/pazienti vivono durante tutta la loro relazione con lo Studio, non solo la fase clinica, ma anche l'interazione/relazione che include tutto il suo percorso. Nel percorso del tuo Paziente troviamo tutti i dettagli del primo contatto: la prima telefonata, l'ambiente, le emozioni del ricevimento, le tecnologie che utilizzi, le relazioni con lo staff clinico e non, il congedo.

La customer experience è fatta di tantissimi particolari, molti dei quali sono estremamente legati alla realtà del tuo Studio.

Nel momento in cui il Paziente entra nel tuo Studio, chiediti: chi lo accoglie? Come lo accoglie? Abbiamo studiato l'agenda? Sappiamo chi sta per entrare alle ore 10? Lo chiamiamo per nome? In prima visita gli abbiamo presentato il medico? E del medico cosa abbiamo detto? Perché non rassicurare il Paziente circa la preparazione del professionista, la sua esperienza, e perché non parlare di eventuali caratteristiche umane? Perché non mettere il Paziente a proprio agio? Durante la prima visita lo ascoltiamo?
Un Paziente che capisce è molto più disposto ad ascoltare. A tal proposito chiediti: utilizziamo dei tools, dei modelli, alcune immagini di casi prima e dopo magari tramite un tablet?
Ogni momento, ogni attenzione, ogni emozione che facciamo scaturire nel nostro Paziente, rappresenterà la sua customer experience.
Il tuo obiettivo è che sia la più positiva possibile, sotto tutti i punti di vista. La parte clinica rappresenta solo una piccola parte della customer experience, della quale il Paziente ricorderà molti dettagli e le impressioni di tutto quello che è stato il suo percorso.

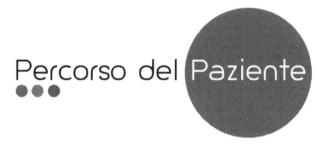

2.2 IL PERCORSO DEL PAZIENTE
All'inizio della mia carriera in qualità di consulente Marketing specializzato nel settore dentale mi limitavo a generare contatti attraverso campagne di Web Marketing.
Il percorso del Paziente è un vero e proprio protocollo che ho creato per rispondere ad una esigenza che ho compreso molto presto.
Infatti, affiancando gli studi dentistici e vivendoci insieme letteralmente per mesi, mi sono accorto che, nella quasi totalità degli studi che al tempo seguivo, vi era una totale carenza di protocolli di gestione del

Paziente in ottica di vendita e di customer experience.
Il percorso del Paziente è intrinseco con le attività di comunicazione e Marketing dello studio che dovranno essere percepite dal Paziente che sta affrontando tre specifiche fasi:

» Fase 1 > la prima visita;
» Fase 2 > la gestione dei richiami;
» Fase 3 > la gestione del Paziente fidelizzato.

Strutturare il "percorso del Paziente" risulta fondamentale in ogni Studio, necessita di analisi, di tempo, costanza e determinazione per creare i protocolli ad hoc e farli seguire correttamente dal nostro team. Per creare un protocollo specifico di gestione del percorso del Paziente vanno presi in considerazione tutti i punti di contatto che il singolo Paziente avrà all'interno del tuo Studio Dentistico. Dalla gestione della telefonata, alla gestione delle domande e delle obiezioni, ai materiali da utilizzare, agli elementi visivi all'interno della tua realtà.
Si devono considerare tre tipologie di percorso in base alla natura del Paziente.

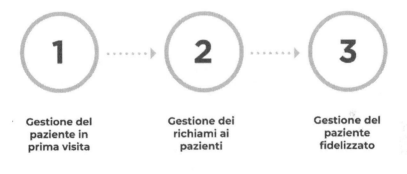

1	2	3
Gestione del paziente in prima visita	Gestione dei richiami ai pazienti	Gestione del paziente fidelizzato

ideandum

Percorso del Paziente 1 - Paziente in prima visita
È quel Paziente che ha un primo appuntamento presso la tua struttura. Può arrivare da diversi canali, come passaparola, Facebook, Social, oppure dalle convenzioni. Il tuo obiettivo con il Paziente è dare una prima buona impressione! Ricorda: non c'è mai una seconda occasione per fare una buona prima impressione. In questa fase metti in campo

tutti gli strumenti che possono aiutare te e il tuo team a migliorare il percepito di ogni nuovo paziente, lavorando per superare le aspettative che aveva prima di entrare in contatto con voi.

Il **primo contatto** è, in genere, telefonico: cosa viene detto al Paziente? Esiste un protocollo, qualcosa che possa spiegare il valore della vostra struttura, il valore delle vostre prestazioni? Entro quando fissare un appuntamento? Si consiglia che la prima visita di un Paziente venga fissata entro una settimana. Diversamente, se parliamo di un Paziente con un'emergenza, sarà fissata nelle 24 ore, così come il contatto di un Paziente che arriva da Facebook o dai canali social: questi sono pazienti freddi che non ci conoscono e quindi il recall deve essere fatto assolutamente entro le 24 ore. E se chiedono il prezzo, avete creato un protocollo su come rispondere?

L'errore da evitare è rispondere "non facciamo preventivi al telefono", rischiando così di perdere il Paziente. Ricordiamoci che è comunque un contatto che va stimolato al fine di riuscire a convincerlo a fare una prima visita e, solo successivamente, avere un preventivo.

Un suggerimento è quello di preparare una serie di domande tecniche per ogni tipologia di trattamento, questo consentirà di far capire e di convincere il Paziente che solo dopo una prima visita sarà possibile fornire un corretto preventivo, in base alla sua situazione.

Un altro consiglio è quello di preparare una lettera di prima visita, da inviare via mail, o via whatsapp ai pazienti, magari integrandola con la mappa di Google per raggiungervi.

Consideriamo ora la fase di **accoglienza**.
Cerchiamo di fissare in agenda l'appuntamento al Paziente il giorno che è presente la stessa persona che l'ha contattato al telefono.

L'accoglienza comincia dalla pre-visita, tramite gli strumenti di supporto, come documentazione o iPad, e una figura che spiega come sarà la visita che il Paziente sta per effettuare. Prepariamoci inoltre le domande da inserire all'interno della nostra anamnesi: spesso negli studi ci si limita ad un'analisi clinica senza prevedere una serie di domande extra cliniche che permetterebbero di comprendere meglio le esigenze e la storia del Paziente.

Visita clinica: parlare in modo chiaro, in un gergo che il Paziente possa capire, mettendolo a suo agio, facendogli molte domande, in modo da capire quali siano le sue esigenze, le sue necessità, le sue aspettative.

In questo importantissimo momento conoscitivo torna utile quando affrontato nel capitolo precedente, nello specifico il paragrafo sull'ascolto attivo. Ricordiamo che esistono anche altri supporti importanti, di tipo anche fisico, come Typodont o lo specchio, per far vedere la situazione attuale del Paziente, ma anche esempi di casi prima e dopo, protesi. Facciamo capire al Paziente di cosa stiamo parlando e questo lo farà sentire molto più rassicurato e tranquillo.

Ultimo passaggio, ma non meno importante, è la **chiusura**: bisogna dare valore a quello che si è fatto, facendo domande e fornendo la migliore informazione relativa al preventivo.

Il Paziente che ha ben capito, sente di potersi fidare e quindi di accettare la prestazione.

Nella fase di presentazione del preventivo è necessario aver chiare le modalità di pagamento e le modalità di richiamo qualora non venga accettato subito il piano di cura proposto. Il personale che presenta il preventivo deve essere formato e in grado di gestire le obiezioni e le domande, al fine di interpretare correttamente eventuali dubbi del Paziente. Ricordati sempre che se non avviene una vendita è perché non abbiamo chiarito totalmente i dubbi di una persona.

In queste righe mi sono dedicato semplicemente alla stesura di quella che vuole essere la base per la costruzione di un protocollo corretto, ma di fatto il percorso del Paziente in prima visita va analizzato e contestualizzato per ogni singolo touch point che il Paziente avrà all'interno del tuo Studio.

Percorso del Paziente 2 - il Paziente che deve essere richiamato

Consideriamo varie motivazioni per il richiamo:
» Promemoria appuntamento;
» Fissare l'appuntamento di igiene;
» Feedback prima visita;
» Paziente moroso;
» Paziente dormiente.

Per ogni tipologia di richiamo il personale deve essere formato, avere un protocollo e uno script specifico (dunque delle linee guida scritte) è fondamentale.

Ti basti pensare che mediamente uno Studio perde 150 pazienti all'an-

no perché vengono gestiti male i richiami di conferma appuntamento o le telefonate per calenderizzare la seduta digiene orale.
È importantissimo formare lo staff e insegnare loro come gestire le obiezioni, per non farci cogliere impreparati.

Perché è opportuno organizzare in modo adeguato queste chiamate?
 » Motivo etico (prevenzione, diagnosi);
 » Motivo economico (un corretto recall fa si che lo Studio abbia un buon flusso e questo vale anche per il Paziente);
 » Motivo organizzativo (si evitano le emergenze!).

Mi voglio soffermare sui richiami dei cosiddetti pazienti dormienti
Mediamente uno Studio aperto da dieci anni ha un database di circa 5000 pazienti, dei quali 1000 sono attivi e 4000 sono dormienti:
 » pazienti attivi (gravitano o sono gravitati all'interno dello Studio negli ultimi 18 mesi);
 » pazienti dormienti (non si presentano in Studio da oltre 18 mesi).
Prevedere un lavoro specifico di richiamo su tutto il database di pazienti dormienti, sviluppando un'offerta specifica, come ad esempio la possibilità di eseguire un'igiene e una visita di controllo scontata, potrà risultare estremamente remunerativo e gratificante.
Spesso ci concentriamo esclusivamente nell'acquisire nuovi pazienti e ci dimentichiamo dei pazienti trattati precedentemente che rappresentano una vera e propria "miniera d'oro" per il nostro Studio Dentistico.

Come per il percorso del Paziente 1, anche qui mi sono limitato a descrivere la base per la corretta creazione di un protocollo che dovrà essere approfondito e sviluppato dedicando il tempo opportuno.

Percorso del Paziente 3 - il Paziente che è già in cura
Sono i pazienti fidelizzati e che hanno una buona considerazione di noi. Qui l'obiettivo è di conoscerli meglio, favorire l'attività di referral (passaparola) e incrementare, in modo etico, i piani di cura.
In tal caso un strategia vincente può essere quella di omaggiare un "buono igiene più prima visita" da regalare ad un amico o ad un parente per favorire lo sviluppo del passaparola. Un'ulteriore idea che può aiutarti è quella di organizzare alcune serate informative, coinvolgendo professionisti della zona e invitando i tuoi pazienti insieme ai

loro amici e parenti.

È altrettanto importante prevedere una visita di controllo periodica di questi pazienti, che va schedulata in agenda e alla quale è necessario dedicare il giusto tempo.Per cogliere i preziosi frutti del richiamo di igiene orale è importante formare e incentivare adeguatamente igienisti/igienisti affinché questi pazienti siano informati relativamente a trattamenti che lo studio può offrirgli per migliorare la qualità della loro salute. Ricordati infine di attivare i Referral Touch Point di cui ti ho parlato nei primi capitoli di questo libro (la creazione di un ecosistema).

IL PERCORSO DEL PAZIENTE

"È l'insieme dei punti di contatto tra il paziente e il tuo staff: l'insieme globale dell'esperienza sarà il VALORE PERCEPITO da parte del paziente"

2.3 I SETTE INGREDIENTI ESSENZIALI DEL PERCORSO DEL PAZIENTE

In Ideandum, quando lavoriamo con i nostri Clienti, la progettazione di questo "viaggio" prevede indicativamente 10-12 ore di analisi insieme al coordinatore della struttura e, successivamente, vengono sviluppate tutte le attività, i protocolli e i visual definiti sulla base di quanto emerso durante le analisi. Viene poi formato il personale della struttura e generato l'audit finale.

Quali sono gli ingredienti del percorso del Paziente:

1. **Customer journey touch point:** ovvero tutti i punti di contatto che avrà il Paziente all'interno della nostra struttura;
2. **Target, core business, buyer persona:** chi sono i nostri pazienti, cosa vogliono, quali sono le loro aspettative?
3. **Protocolli gestionali:** creazione di protocolli, aree di responsabilità, script e documenti da utilizzare;
4. **La vendita:** formare lo staff al concetto di vendita, eliminare le fal-

se credenze e i blocchi mentali;

5. Office manager: formare specificatamente la figura che all'interno dello Studio si occupa della fase di chiusura del preventivo;

6. Tracciamento dati: assicurarsi che i dati vengano imputati correttamente e implementare un metodo di controllo;

7. Costanza: solo attraverso una formazione costante e una revisione periodica dell'attività possiamo assicurare un processo di cambiamento all'interno della nostra struttura.

Si tratta di un percorso che deve essere programmato e gestito in modo da creare un flusso positivo e condiviso con il Paziente. È quindi importante fare un'analisi preventiva su ciascuno dei punti considerati, cominciando a rispondere a domande del tipo:

» quali dei sette ingredienti vengono gestiti dal nostro Studio Dentistico in maniera ottimale?

» Quali dei sette ingredienti dovrebbero essere migliorati?

» Capiamo chi abbiamo di fronte e cosa vuole da noi, sappiamo farci accogliere utilizzando strumenti di vendita etici e corretti?

» Il nostro Office Manager, figura importante nell'accoglienza, nel condurre con il Paziente una prima fase di indagine non clinica è formato adeguatamente?

» Siamo disposti a prenderci del tempo, consapevoli che i risultati non si vedranno nell'arco di pochi mesi?

Per costruire assieme un percorso ottimale si genera una sorta di collaborazione bilaterale in cui le competenze di Ideandum, le nostre conoscenze, i nostri servizi, saranno utili e produttivi solo se incontreranno la piena collaborazione da parte dello Studio.

È importante comprendere che la parte più impegnativa non è conoscere questi concetti ma renderli concreti.

2.4 COME VENGONO PRESE LE DECISIONI DA UN PAZIENTE

Può essere utile prendere spunto da un pensiero di Tom Peters (Scrittore di management strategico): "Tecnica e tecnologia sono importanti, ma saper aggiungere la fiducia è l'affare del secolo".

Tu sai perché i tuoi pazienti ti hanno scelto? Conoscerlo è fondamentale perché significa poter lavorare per farti scegliere da ancor più pazienti o evitare i motivi per non essere scelto da loro.

I principali fattori di scelta di un nuovo dentista sono:

» La professionalità percepita: tutto dipende dalle percezioni che il Paziente riceve durante la prima visita;

» L'atmosfera: è la relazione che intercorre tra il dentista e il Paziente o tra il personale ausiliario e il Paziente.

Il concetto è "come lo hai fatto sentire", quindi tutto dipende dalla percezione e dalle relazioni. Il Paziente ci accetta e ci sceglie soprattutto perché ha deciso di fidarsi di noi.

Ci sono fondamentalmente due tipi di fiducia: Blind Trust, fiducia cieca: sono quei pazienti, generalmente fidelizzati, che vengono in Studio a prescindere, che sanno già che sei bravo. Si definisce Distrust invece la fiducia che si costruisce man mano negli anni, quella che lavora sulla relazione ma soprattutto sulla parte razionale del processo, quindi la professionalità, la tecnologia, i risultati.

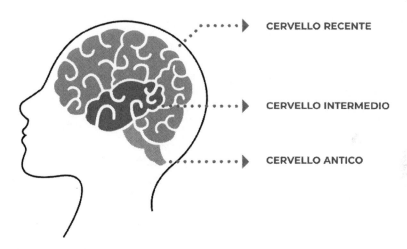

CERVELLO RECENTE

CERVELLO INTERMEDIO

CERVELLO ANTICO

Alla fine chi decide? Cosa decide? Su cosa dobbiamo lavorare?

Ricorda che il cervello lavora, passando dalla neocorteccia (la parte più razionale, quello che pensa) al cervello limbico, ovvero le emozioni.

Alla fine però, a decidere, è il cervello rettile, quello più primitivo, quindi quello più pratico, legato al momento.

Devi dunque riuscire a capire, quello che prova il Paziente, ragionare con attenzione su come tu e il tuo staff l'avete fatto sentire. Ogni dettaglio è fondamentale: ogni persona vive le proprie esperienze diversamente, quindi il mio consiglio è di non dare mai nulla per scontato e di affrontare la tua giornata lavorativa con l'obiettivo di trasmettere sensazioni positive al Paziente e alle persone che lavorano con te.

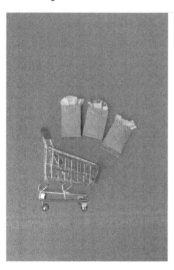

PERCHÉ I CLIENTI COMPRANO?

1. Capisco il prodotto/servizio che sto comprando
2. Percepisco il valore di quello che mi viene offerto
3. Mi fido, credo, mi affido al venditore
4. Sento che i prodotti servizi siano in linea con le mie necessità
5. È stata una piacevole esperienza
6. Credo che potrò trarre molti vantaggi da questi prodotti/servizi

ideandum

2.5 L'EVOLUZIONE DELLA VENDITA

Analizziamo l'evoluzione della vendita per capire la giusta strada da percorrere per ottenere il risultato: Vendere!

Soffermiamoci un momento sul significato della parola vendita.

La tua è una **vendita "etica"** poiché vendi salute, vendi prevenzione ed è giusto che tutto ciò abbia un valore: affrontiamo quindi questa parola con orgoglio e sicurezza.

Esaminiamo come si è evoluta la vendita nel tempo parlando di Vendita 1.0 e Vendita **2.0**.

1.0 È la vendita degli anni '20. Il segreto della vendita era quello di interagire con molta gente, parlare dei propri numeri, dei propri prodotti, descriverli tecnicamente. Parliamo, come è ovvio, di un venditore di tipo tradizionale e soprattutto in assenza di molti competitor. Inoltre dobbiamo tenere in considerazione che in quegli anni c'erano enormi difficoltà da parte dell'utente/Paziente di reperire informazioni per fare un eventuale confronto tra prodotti o servizi simili. Bastava quindi semplicemente parlare con chiarezza e sicurezza, spiegare la propria professione ai nuovi pazienti.

2.0 Il tempo è passato, i competitors sono cresciuti sia in numero che in dimensione, quindi è cresciuta l'esigenza di evolversi, bisogna passare a un dialogo, cioè, oltre a descrivere il prodotto e rispondere alle obiezioni dei potenziali clienti. In odontoiatria bisogna dunque ascoltare molto di più il Paziente, lavorare sui suoi bisogni, fare delle domande per comprenderli a fondo.

I competitors aumentano, quindi il dialogo porta il venditore a essere un motivatore d'acquisto che lavora con l'obiettivo ultimo di far cogliere ai potenziale cliente gli aspetti che possono far pendere l'ago della bilancia in suo favore.Nel corso degli ultimi 20 anni il mercato è cresciuto ulteriormente, vivendo l'ennesima radicale evoluzione: oggi viviamo quella che possiamo definire un'arena competitiva.

Il Paziente riceve innumerevoli input da numerosi canali, non basta più nemmeno il dialogo. Oggi la vendita è **3.0**, è la scienza del far comprare, del "farsi scegliere". Oggi la vendita è invogliare il cliente/Paziente a preferirci, a sceglierci.

Bisogna evitare di far concentrare il Paziente sul prezzo e per fare ciò bisogna necessariamente spostare il suo focus sul **Valore**. Il cliente/Paziente non compra più una merce. Statisticamente, il prezzo è spesso una falsa obiezione: solo il 5-10% dei clienti si basa sul prezzo. I restanti, se motivati correttamente, si concentreranno sul valore.

L'approccio consulenziale richiede molta attenzione a parametri diversi: oltre a prodotto e prezzo, si concentra sul servizio, la customer experience, le condizioni di assistenza e anche di pagamento.

Essere venditore oggi significa essere a tutti gli effetti un consulente, un partner.

2.6 LA TELEFONATA, GLI ELEMENTI STRATEGICI

È fondamentale organizzarsi prima della telefonata.

Le telefonate sono un momento fondamentale per lo Studio e quindi sono da programmare:

» Quando;
» Chi lo fa;

» Chi dobbiamo chiamare (fondamentale preparare tutte le informazioni);
» Che cosa dobbiamo dire (script);
» Come gestire la telefonata.

Si devono prevedere quattro fasi della telefonata per avere successo:
» Giusta accoglienza;
» Una fase di indagine;
» Una fase di proposta;
» Una giusta conclusione.

Come effettuare il Setting Strumentale:
» Fissare gli obiettivi S.M.A.R.T.: quante telefonate devo fare, quanti appuntamenti voglio inserire in agenda, entro quando organizzare la postazione: pulita, ordinata, un ambiente consono, silenzio adeguato... non si fanno telefonate alla reception quando magari entrano pazienti o suona il telefono. È un momento importante quanto una prima visita!
» Organizzare bene le informazioni: avere pronto un file excel con l'elenco di tutte le persone che dobbiamo chiamare, sapere perché le stiamo chiamando, sono dei recall di pazienti dormienti? Bisogna conoscere la loro provenienza.
» Avere degli script specifici: abbiamo delle frasi chiave che vanno a dare valore alla struttura o al professionista che visiterà il Paziente nello specifico? Siamo pronti a gestire eventuali obiezioni? Consiglio sempre di preparare uno script (una traccia scritta) specifico per la gestione ottimale delle obiezioni più frequenti. Per farlo è necessario prima raccogliere le obiezioni e poi concentrarsi su come rispondere ad ognuna di esse in modo cordiale ed esaustivo, ragionando su dove si vuole portare la conversazione con l'interlocutore.
» Familiarizzare con il messaggio: non deve essere percepito come se leggessimo un copione. Lo script non deve spersonalizzare, anzi la personalità di chi è responsabile delle telefonate è fondamentale. Avere inoltre uno script, una traccia, rafforza, come una linea di guida comune, la performance alla telefonata di tutte le persone dello staff: il messaggio è quello dello Studio e il singolo lo interpreta con la sua personalità unica.
» Le telefonate, a prescindere da chi le fa, devono avere lo stesso

"tone of voice", la stessa tipologia di messaggio. È consigliato per ogni figura dello staff che si occupa delle telefonate, di stampare questi script, magari sottolineando alcune frasi "superefficaci", che spesso non si ricordano.

SETTING STRUMENTALE

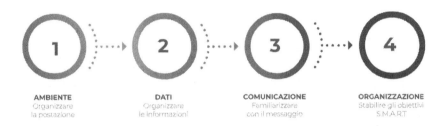

AMBIENTE — Organizzare la postazione

DATI — Organizzare le informazioni

COMUNICAZIONE — Familiarizzare con il messaggio

ORGANIZZAZIONE — Stabilire gli obiettivi S.M.A.R.T

Alla preparazione strumentale segue quella personale: non si deve dimenticare che attraverso il telefono si percepiscono anche le emozioni. Si raccomanda di lavorare sul tono della voce accompagnato da un bel sorriso, che viene avvertito anche se siamo al telefono, quindi adattamento e pensiero positivo.

È comprensibile che chiunque stia per approcciare alla telefonata non sia molto entusiasta della cosa: si teme di disturbare, si ha paura di una obiezione, si teme una non risposta.

È importante essere consapevoli che la telefonata viene fatta con un intento etico, soprattutto in ambito odontoiatrico. Viene proposta al Paziente una visita medica, una possibilità di prevenzione che contribuisce ad affrontare per tempo eventuali possibili problemi futuri, con risvolti positivi anche dal punto di vista economico.

La preparazione quindi è fondamentale: con il giusto approccio, il giusto sorriso, il giusto tono di voce, e con il supporto degli script, la telefonata e la gestione dello stress sarà molto più semplice anche perché sicuramente nessuno risponderà maleducatamente.

Riassumendo, le fasi e gli elementi strategici per fare una telefonata di successo:

» Fai ordine prima e dopo;

» Guarda il programma la sera prima;

» Predisponi un buon setting;
» Respira;
» Visualizzati "vincitore";
» Gioisci dei successi;
» Impara dalle difficoltà;
» Sii consapevole dei tuoi punti di forza;
» Usa dei tuoi link per il benessere.

"Keep Calm and Pick Up the Phone"

2.7 RECALL DEI PAZIENTI

Le statistiche confermano che uno Studio con tre riuniti perde in un anno dai 100 a 150 pazienti a causa di una cattiva gestione dei richiami.
Chi sono i pazienti dormienti?
Sono quei pazienti che da 12-18 mesi non vengono in Studio.
Questa tempistica può variare fondamentalmente in base ai protocolli, ad esempio per i richiami dell'igiene.

Dobbiamo saper controllare l'attività e rendere profittevoli le telefonate, quindi è basilare stabilire degli obiettivi S.M.A.R.T. come primo passo, quindi:
» Specifici;
» Misurabili;
» Attendibili;
» Rilevanti;
» Temporali.

Dobbiamo prevedere, in primis, il giusto momento.
I recall non sono un'attività da chiedere di fare alla segreteria tra un Paziente e l'altro. Bisogna fissare in agenda il giusto tempo settimanale o bisettimanale, o comunque uno slot temporale in cui la figura preposta a questa mansione non sia distratta da altre attività.
Occorre inoltre prevedere un ambiente adeguato, al riparo da rumori o attività che possano disturbare.

È fondamentale organizzare le informazioni.
Chi dobbiamo chiamare? Quante chiamate devono essere effettuate

oggi? Da quanti mesi il Paziente che stiamo per chiamare non viene in Studio? Quali sono le ultime prestazioni che ha eseguito? Di che cosa potrebbe avere bisogno? Dobbiamo annotare tutto: più informazioni raccogliamo e meglio riusciremo a condurre la telefonata, creando fin da subito un dialogo fondato su empatia e ascolto.

Le telefonate devono seguire il corretto flusso, iniziando con l'accoglienza, adottando un tono colloquiale, di cortesia, facendo domande generiche sullo stato della situazione, accennando ai trattamenti svolti in passato e soprattutto ascoltando. L'ascolto ci aiuterà nella fase di indagine per aggiornare i dati sul nostro gestionale, in modo da verificare se e cosa è cambiato nel tempo. Dopo una corretta indagine, possiamo procedere con la nostra proposta, fissando un appuntamento in Studio. Sarà poi il medico a valutare l'intervento ottimale per questo Paziente.

È fondamentale anche prepararsi alle obiezioni e per questo avere degli script, una sorta di copione con la scaletta delle risposte, non influenzabili dalla personalità di chi risponde.
Non possiamo essere colti impreparati, altrimenti rischiamo di perdere la nostra occasione ed è inoltre importante mantenere sempre lo stesso livello di "personalità" dello Studio.
È necessario riportare tutto quello che si è evinto in questa telefonata, questo ci servirà per dare spunti al medico, ad un eventuale collega che dovrà fare una seconda chiamata in futuro e soprattutto per verificare se abbiamo raggiunto i nostri obiettivi S.M.A.R.T..
Ricordiamoci che il paraverbale al telefono è fondamentale, quindi sorridere porterà il nostro interlocutore ad essere ben predisposto.
Riassumendo:
» Stabilire gli obiettivi;
» Verificare tutte le fasi dell'organizzazione, ovvero: tempo, ambiente, informazioni;
» Utilizzare gli strumenti in maniera efficiente ed efficace;
» Rapportare i risultati dell'attività.

È significativo conoscere che noi ricordiamo:
Il 10% di quello che leggiamo;
Il 20% di quello che ascoltiamo;

Il 90% di quello che facciamo.

Importante quindi: **allenarsi** a fare delle efficaci chiamate di recall!

2.8 L'IMPORTANZA DELLA GESTIONE DI UNA AGENDA LEGATA ALLA PRODUTTIVITÀ

Quali sono i vantaggi della gestione dell'agenda?

» Un'agenda organizzata consente di ridurre o risolvere gli imprevisti;

» Un'agenda organizzata permette di ottimizzare i tempi di lavoro e la produzione;

» Consente di concentrarsi sulla vendita e l'indagine al Paziente;

» Permette di ottimizzare e massimizzare le performance delle risorse umane (ASO) in Studio;

» Consente di pianificare il lavoro;

» Contribuisce ad economizzare il costo/orario poltrona.

Esempio di costo:

Un'agenda che non raggiunge la sua saturazione, non viene impiegata al meglio, quindi non vengono occupate in maniera ottimale le poltrone e di conseguenza non verranno impiegate al meglio anche le risorse. I costi fissi pertanto aumentano inevitabilmente.

Come deve essere impostata l'Agenda?

Deve esserci il giusto equilibrio tra quelle che sono le prime visite e i trattamenti, in maniera tale che il dottore si possa dedicare a quelle che sono le visite e successivamente la Clinic Manager o la Segretaria possano avere il tempo necessario per la presentazione del piano di cura e tutte le varie forme di pagamento.

Si recupera inoltre il tempo per effettuare i recall lì dove ci sono più trattamenti di seguito.

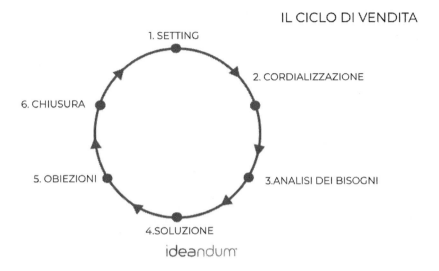

2.9 GLI ELEMENTI CHIAVE DI UNA TRATTATIVA

Le fasi della vendita:

1. **Setting**, inteso come preparazione interna (analizzo chi è il mio Paziente, qual è il suo canale di provenienza,quali sono le sue aspettative) e come preparazione esterna (dove lo ricevo, come mi pongo, mi esercito all'ascolto attivo, sviluppo la mia prossemica, integro gli strumenti di supporto come brochure, anamnesi, casi prima e dopo).

2. **Cordializzazione**, il nostro obiettivo è quello di ridurre lo stress, mettere il Paziente a proprio agio, essere empatici. Per farlo è fondamentale essere positivi e non parlare mai in modo negativo, non solo degli altri ma anche di sé stessi. Dare le informazioni in modo chiaro, insomma bisogna imparare a parlare il "Pazientese", è importante far capire bene ciò che vogliamo riferire. Dobbiamo comunicare con entusiasmo, si consiglia di non parlare mai di calcio, di religione o politica in quanto si entra in una sfera legata ai valori che non deve essere mai affrontata, almeno in questa fase.

3. **Analisi dei bisogni:** dobbiamo ascoltare, chiedere informazioni usando la tecnica delle domande aperte in modo che il Paziente possa spiegarsi, raccontarsi, condividere.

4. Chiedere prima i fatti e successivamente le opinioni.

5. A questo punto verifico (ricordi la riformulazione di cui abbiamo parlato nel capitolo precedente?), e successivamente formulo le domande in modo chiuso, dunque parto da "quindi se ho capito bene, lei intende...", "è d'accordo di..." per portare le risposte ad un imbuto di "sì" o "no".

6. **La soluzione**, generalmente è il piano di cura. Un consiglio è far visualizzare le implicazioni presenti e future del problema, dando un valido motivo per fare il trattamento, per procedere all'azione. Il dentista vende benessere, vende autostima, vende maggior fiducia e ciò porta ai pazienti un positivo cambiamento di vita.

7. **Le obiezioni:** prepararsi e allenarsi a rispondere in modo pertinente e sereno.

8. **La chiusura** è il momento finale. Dobbiamo essere concentrati sul preventivo ideale, cioè la proposta che è ritenuta essere la migliore per il Paziente. Presentare troppe alternative non è un servizio, è confusione. Attendiamo la risposta del Paziente e solo in particolari casi proponiamo altre soluzioni, magari più economiche, evidenziando i pro e contro e magari, in caso di necessità, le diverse modalità di pagamento.

2.10 KPI LEGATI ALLE PERFORMANCE DI VENDITA

Cosa sono i KPI? Per Key Performance Indicators si intendono gli indicatori numerici che dobbiamo prendere in analisi per misurare le performance di un business. Nell'analisi di questi dati bisogna essere il più oggettivi e analitici possibili, fidandosi solamente dei numeri e lasciando un attimo da parte le sensazioni: senza i numeri siamo solo persone con opinioni!

Il primo KPI è sicuramente il **fatturato**.
Il fatturato deve essere annotato mensilmente (al primo di ogni mese) e va rapportato percentualmente allo stesso mese dell'anno precedente, in modo da valutare lo scostamento in termini di crescita (o decremento).

Il secondo KPI si riferisce alle **prime visite**.
Attraverso l'analisi di questo dato possiamo capire, nella filiera del nostro percorso, qual è l'eventuale anello debole e dove è necessario intervenire. Dobbiamo annotare ogni mese quante prime visite sono state calendarizzate, così da ricavare una prima indicazione attraverso la quale capire se ci sono state delle variazioni positive o negative rispetto ai mesi precedenti.
Se tra il numero di visite calendarizzate e quello delle persone che si sono presentate nello Studio non vi è corrispondenza, si evidenzia un problema: probabilmente non siamo stati in grado di dare il giusto valore nella comunicazione per la prima visita. Ciò significa che i futuri/possibili pazienti non sono stati "riscaldati" adeguatamente, non hanno percepito quanto sia importante ed etico il servizio da voi offerto a partire dalle prime visite, che hanno lo scopo di prevenzione, cura, terapia. Confrontando prime visite calendarizzate e prime visite effettuate otteniamo la percentuale e il tasso di presenza in prima visita.

Un altro dato importante si riferisce al rapporto tra prime visite effettuate e le prime visite accettate cioè, il tasso di **accettazione dei preventivi di cura**.

A questo punto consideriamo una seconda fase in cui la responsabilità nella gestione del Paziente passa dalla segreteria a chi ha eseguito la prima visita.
Se il tasso di accettazione fosse basso, probabilmente si dovrebbe verificare e perfezionare qualcosa in fase di prima visita.
È stato presentato il preventivo, qual è il valore che è stato preventivato? qual è il valore accettato? non sempre coincidono.
Anche la percentuale tra il preventivato e l'accettato ci dà un'indicazione importante, legata a quanto siamo stati "capaci" in prima visita e successivamente da chi ha presentato il preventivo di dare valore al piano di cura che il professionista ha reputato necessario per il Paziente.

Pochi numeri ci danno indicazioni importantissime.
Vi sono altri KPI che possono essere analizzati, come quello legato all'efficacia dei recall dei pazienti dormienti, altri sulla efficacia della lead generation ovvero la verifica di quanti pazienti provenienti dal Web Marketing si sono rivolti allo Studio e qual è la percentuale di

conversione e di conseguenza come sta "lavorando" il nostro Web Marketing andando a definire il ROI (acronimo inglese di return of investment, ovvero ritorno di investimento) per canale di provenienza. Tenendo traccia di questi dati puoi infatti stabilire se le risorse investite in inserzioni sul web stanno portando i frutti sperati o meno, dandoti la possibilità di prendere decisioni ragionate.

I KPI vanno inoltre analizzati ripartendo tra le Risorse incaricate alla vendita, siano esse dedicate ad un lavoro di segreteria o medici dedicati alla prima visita, con l'opportunità di comprendere se è necessario valorizzare o supportare o correggere l'operato delle stesse.

2.11 GESTIONE DEI PAGAMENTI
Offrire diverse soluzioni di pagamento al Paziente è un servizio "aggiuntivo": gli consentiamo una scelta con serenità, nel senso che egli potrà optare per il metodo più consono alle sue risorse .
Nelle modalità di pagamento è opportuno disporre di molte forme di pagamento ma non proponiamole tutte assieme: ascoltiamo il Paziente e concordiamo la soluzione a lui più congeniale.

Gli **insoluti** rischiano di provocare tre tipi di danno:
» Economico: mancato guadagno, più costi sostenuti;
» Finanziario: rischio di scostamento tra incassato e produzione (basso cash-flow), e di dover ricorrere al finanziamento per spese;
» Fiscale: scostamento tra incassato e produzione col rischio di essere sospetti per gli organi di controllo (sanzione o ravvedimento operoso).

I **vantaggi** nell'organizzazione della modalità dei pagamenti:
» Offrire al Paziente un servizio su misura e completo, per ogni esigenza;
» Avere un buon cash-flow per le emergenze;
» Evitare accordi del tipo "pagherò" che aumentano il rischio di insoluti;
» Evitare danni economici, finanziari o fiscali a causa di una cattiva gestione;
» Evitare spiacevoli situazioni per il recupero credito.

2.12 LA GESTIONE DELLE OBIEZIONI

Le obiezioni devono essere considerate come una richiesta di informazione, manifestano la volontà a continuare una negoziazione e ciò significa che ricevere una obiezione va interpretato come un segnale positivo, un segnale di interesse.

Se non vengono esternate invece bisogna preoccuparsi perché significa che probabilmente da parte del Paziente non c'è nessun interesse al tema trattato. La peggiore delle obiezioni è quella non fatta!

Seguiamo quindi la traccia e troveremo la soluzione al blocco decisionale del Paziente. Nelle obiezioni non c'è nulla di personale.

Le obiezioni possono essere legate a:
- » Contesto ambientale;
- » Esperienza personale;
- » I valori;
- » Competenze e conoscenze specifiche.

Come si gestiscono le obiezioni?
In silenzio e con l'**ascolto attivo**, soprattutto senza alcun pregiudizio, senza interferenze e facendo seguire molte domande aperte, in modo da comprendere e sviscerare il problema.
La fase successiva è quella della **riformulazione**, ripetendo, senza interpretare, le parole del Paziente, chiedendo se è tutto corretto, in modo da verificare la comprensione della comunicazione.
È nostra responsabilità ascoltare e fare in modo che la comunicazione tra noi e il Paziente vada a buon fine.
La terza fase è quella legata alla **risposta** e successivamente all'accordo sulla risposta. È necessario, importante capire il Paziente e immedesimarsi nel suo punto di vista per poi dare la nostra risposta.

2.13 L'IMPORTANZA DELLE DOMANDE

"Chi domanda comanda"
Tipologia delle domande: le domande possono essere Aperte o Chiuse.

Le **domande aperte** sono quelle che servono per renderci più consapevoli del valore, di ciò che stiamo proponendo.

Sono quelle domande che iniziano con... chi, cosa, dove, quando, perché. Si intendono aperte perché danno la possibilità all'interlocutore, alla persona alla quale viene posta la domanda, di esprimersi, di raccontare.

Sono fondamentali per:

» Aprire un dialogo;
» Avere informazioni;
» Allargare il campo di conversazione;
» Far sentire ascoltato.

Le **domande chiuse** si adottano nel momento in cui la comunicazione deve portare ad una chiusura, e quindi si fanno domande la cui risposta è un sì o no, quindi:

» Avere conferma o consenso;
» Scegliere la strada da seguire;
» Essere diretti;
» Circoscrivere la comunicazione.

Esistono altre tipologie di domande che possono essere:

» Esplorative;
» Limitative o di definizione;
» Confrontative;
» Maieutiche.

Le domande esplorative sono quelle il cui scopo è arricchire lo scenario della realtà interna ed esterna del Paziente, ad esempio le domande dell'anamnesi.

Le domande limitative o di definizione hanno lo scopo di focalizzare una definizione, delimitare lo spazio. Sono importantissime nel momento in cui dobbiamo gestire delle obiezioni.

Esempio: *È più urgente per lei affrontare la questione del prezzo o i benefici del trattamento? Quando deve scegliere tra due trattamenti simili, considera prima il prezzo o la qualità?*

In questo modo il Paziente viene indirizzato a valutare maggiormente la qualità rispetto agli importi di una terapia.

Le domande di tipo confrontativo sono invece quelle il cui scopo è mettere il Paziente di fronte a qualcosa.

Esempio: *"Certo, capisco l'urgenza ma devo confrontarmi a casa per capire se possiamo affrontare questa spesa".* Questa è una considerazione che si riceve spesso da parte dei Pazienti dopo la presentazione di un preventivo, soprattutto se "importante". Come si può gestire questa situazione? Con una domanda confrontativa.

Eempio: *Comprendo che voglia confrontarsi, ma non crede sia meglio fissare un appuntamento e risolvere il suo problema?*

Le domande del tipo maieutico educano e stimolano una consapevolezza.

Esempio: *Da cosa si accorgerà di piacersi di più? Che cosa rende secondo lei più professionale una seduta d'igiene?*

Saper gestire le domande rafforza la capacità di resistenza all'ascolto, fondamentale per dare libertà al Paziente di spiegarsi. Questo approccio ci aiuta a raccogliere molte informazioni: dobbiamo esplorare il mondo dell'altro, fare esperienza e non credere di sapere già che cosa sta pensando il nostro interlocutore.

Spesso ci convinciamo che il dubbio di un Paziente sia di natura economica: facendo domande potremo scoprire che in realtà i suoi dubbi sono legati a paure o a esperienze negative pregresse.

Il confronto apre un mondo di informazioni, si conoscono molti particolari che non erano noti e ciò consente di elaborare una proposta di valore, rispondendo al vero bisogno del Paziente.

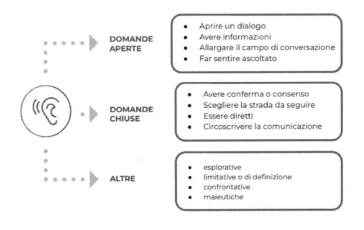

DOMANDE APERTE
- Aprire un dialogo
- Avere informazioni
- Allargare il campo di conversazione
- Far sentire ascoltato

DOMANDE CHIUSE
- Avere conferma o consenso
- Scegliere la strada da seguire
- Essere diretti
- Circoscrivere la comunicazione

ALTRE
- esplorative
- limitative o di definizione
- confrontative
- maieutiche

Capitolo 3

3° Elemento:
Controllo di Gestione
Finanza e Analisi del dato

Durante il mio percorso imprenditoriale, ho compreso quanto fosse importante avere un oculato controllo di gestione aziendale.

Nei primi tempi, in Ideandum non c'era né il tempo né il coraggio (avevo paura di scoprire dei dati demotivanti) di analizzare i numeri finanziari. Ricordo che mia moglie (anche lei imprenditrice) fin dall'inizio mi consigliava di analizzare le performance di redditività della mia azienda.

Dopo aver indugiato nei primi tempi, ho iniziato ad applicare il controllo di gestione all'interno della mia realtà e ho subito compreso quanto fosse sbagliato fidarmi solo del mio intuito e guidare le mie scelte in modo istintivo.

Analizzare i numeri mi ha permesso di capire su quali servizi non stavo marginando e comprendere quali tipologie di consulenze erano maggiormente proficue per la mia attività, consentendomi di fare delle corrette proiezioni finanziarie. Negli studi visitati come consulente, ho verificato che spesso non sono conosciuti nel dettaglio fatturato o marginalità e solo in sporadici casi si analizzano i dati trimestralmente e con metodo.

Personalmente trovo che le tante informazioni relative al controllo di gestione di piccole/medie aziende (come la mia o la tua) siano spesso troppo macchinose e dispendiose, in termini di tempo e di possibilità di applicazione.

Per natura amo semplificare le cose e sono dell'idea che se a un uomo che non ha ancora preso la patente, chiediamo di pilotare un Jet, difficilmente inizierà il suo viaggio.

Questo per comunicarti che nel presente capitolo la mia volontà non è quella di farti fare voli pindarici, fornirti tabelle macroscopiche, né tantomeno metterti a disagio. Voglio darti una reale guida, semplice ma efficace, per iniziare a sviluppare il controllo di gestione della tua attività.

Scoprirai che bastano pochi indicatori e un po' di tempo per iniziare a prendere confidenza per fare scelte in modo corretto e consapevole.

LESS IS MORE

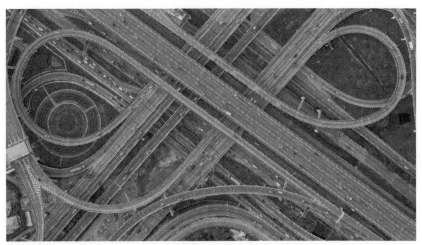

ideandum

3.1 CHE COS'È E PERCHÉ SERVE IL CONTROLLO DI GESTIONE DELLO STUDIO DENTISTICO

Il Controllo di Gestione è una disciplina che aiuta l'azienda a monitorare l'andamento delle attività pianificate e verificarne eventuali scostamenti.

Ciò avviene attraverso la misurazione e il controllo di appositi indicatori: vengono rilevati gli scostamenti tra obiettivi pianificati e i risultati in modo da poter attuare le opportune azioni correttive.

Non bisogna confondere il Controllo di Gestione con il Bilancio! Il Bilancio è uno strumento ad uso delle terze parti, obbligatorio per legge che ha la funzione di indicare a esterni l'andamento della società (banche, fornitori, dipendenti e tutti gli stakeholder coinvolti).

Il Controllo di Gestione ci permette di avere un controllo costante sull'andamento dell'azienda rispetto agli obiettivi di budget definiti. Nello specifico ci permette di:

» Analizzare in modo critico e metodico la realtà dello Studio odontoiatrico;

» Rilevare l'andamento economico-finanziario dello Studio;

» Analizzare i risultati ottenuti rispetto agli obiettivi prefissati per apportare eventuali miglioramenti;

» Monitorare la produzione dei Servizi Sanitari erogati (costi-ricavi);

» Prendere decisioni operative e strategiche (budget);

» Determinare i compensi dei collaboratori;

» Costruire un tariffario congruo;

» Verificare la convenienza di aderire a tariffari di terzi (Convenzioni);

» Comprendere quanti e quali sconti si possono fare;

» Monitorare l'efficienza delle risorse umane;

» Tenere sotto controllo eventuali sprechi (es. monitoraggio del magazzino);

» Togliere i motivi di ansia legati alla gestione;

» Verificare "il ritorno" delle azioni di Marketing (di visibilità, di Fatturato);

» Valutare il listino dei laboratori odontotecnici;

» Valutare gli investimenti di attrezzature e macchine specifiche.

È importante avere una persona dedicata, che conosca tutti questi aspetti e che, se non si tratta dell'imprenditore stesso, possa riportare le informazioni sempre in maniera pronta e con un monitoraggio anche quotidiano, in maniera tale che, attraverso delle correzioni in corsa, l'attività raggiunga gli obiettivi prefissati inizialmente.

Sono quattro le aree di Controllo di Gestione considerate nello Studio Odontoiatrico e gestite tramite il cosiddetto "Cruscotto di Controllo Aziendale":
» Controllo utile e redditività (finanziario);
» Controllo dei costi di produzione (operativo);
» Controllo tempi e sedute (operativo);
» Pricing (finanziario).

Si comprende che è necessario avere a disposizione nel proprio gestionale o attraverso un ulteriore sistema, dati aggiornati relativamente a:
» Codifiche prestazioni;
» Codifiche operatori;
» Codifiche per branche (ortodonzia, igiene,ecc.);
» Codifiche per riuniti.

Esempio tabella controllo di gestione:

ideandum — Strumento per il Controllo di Gestione

3.2 COSTI FISSI E VARIABILI, CALCOLO DEL BREAK EVEN POINT (PUNTO DI PAREGGIO)

I costi aziendali si distinguono principalmente in variabili e fissi.

I **costi variabili** sono quei costi che variano al variare dei volumi di produzione e di vendita, sono relativi a fattori di produzione. Negli studi odontoiatrici ci sono materiali clinici, collaboratori, consulenti, laboratori. Il totale dei ricavi meno i costi variabili determina il Margine di Contribuzione.

I **costi fissi** non dipendono dal volume dei ricavi, quindi dalla produzione. Scaturiscono principalmente dall'uso dei fattori produttivi strutturali (attrezzature, impianti, locali, personale dipendente, ecc.). Essi non variano al variare dei volumi produttivi almeno fino al raggiungimento della massima capacità produttiva.

I **costi fissi diretti** sono quella parte di costi riferibili in modo specifico alla produzione. Essi riguardano la manodopera diretta (assistente clinica) e quota parte dei costi fissi di struttura imputabili alla produzione (riunito).

I **costi fissi indiretti** sono quella parte di costi di struttura sostenuti per l'utilizzo di risorse riferibili contemporaneamente a più oggetti di costo, come la manodopera indiretta (segretaria), gli ammortamenti, ecc.

Consideriamo due metodi per classificare i costi:
  » Full Costing = Costi fissi + Costi variabili;
  » Direct Costing = Costi Diretti + Costi Indiretti.

Il **BEP** (Break even point) "Punto di pareggio" di uno Studio Dentistico, è la quantità di prestazioni necessaria per coprire tutti i costi dello Studio, sia quelli fissi che quelli variabili, senza produrre quindi né perdite, né guadagni.

In altre parole il BEP indica il punto esatto nel quale sia il profitto che le perdite aziendali sono pari a zero.

È importante calcolare il BEP per una serie di motivazioni:
  » È efficace ai fini previsionali;
  » Aiuta a definire obiettivi di ogni singola branca;
  » Aiuta a definire il TMV (ticket medio di vendita);

» È uno strumento di controllo per la produzione.

Come si calcola il BEP? Si prendono in considerazione 4 elementi:
» Costi fissi;
» Costi variabili;
» Volume dei ricavi;
» Volume di produzione.

Ci sono tre metodi per calcolare il BEP:
» Metodo grafico o diagramma di redditività;
» Metodo analitico per singole prestazioni;
» Metodo semplificato per valore di fatturato (molto più intuitivo) si può calcolare sia in fase di budgeting che a consuntivo!

Il metodo semplificato attraverso una semplice formula ci consente di calcolare qual è il volume di fatturato con il quale si raggiunge il punto di pareggio, ma facciamo un esempio:

Fatturato	F	600.000
Costi fissi	CF	250.000
Costi variabili	CV	120.000

BEP = CF/1 - (CV/F)
250.000/1-(120.000/600.000) = 250.000/1-0,20 = 250.000/0,80 = 312.000
312.000 € rappresentano il BEP.

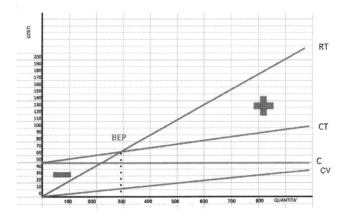

3.3 IL CALCOLO DEL COSTO POLTRONA E DELLA SATURAZIONE DELLA PRODUZIONE

Il costo poltrona è un indicatore del Controllo di Gestione che aiuta a monitorare i costi fissi.

Rappresenta la quota di costi fissi in un anno dello Studio Dentistico che può essere imputata ad una singola poltrona in una singola ora di attività dello Studio. Aiuta nella micro-attività quotidiana del dentista a capire qual è la marginalità della singola seduta.

Per attuare questo calcolo, ci sono due step fondamentali:

1. Determinazione precisa dei tempi di apertura dello Studio, misurati in ore/anno e in funzione delle poltrone operative;

2. Calcolare il rapporto tra costi fissi dello Studio e le ore di apertura dello stesso.

Costi Fissi di un anno/ore apertura annuale dello Studio (parte macro) =
Costo Fisso orario/durata della prestazione (parte per la singola prestazione):

» Il **tempo** è un elemento **determinante** nella **valutazione** economica delle prestazioni;

» Il tempo medio da destinare alla singola prestazione è molto importante: stabilisce gli **standard** di **qualità** ed efficienza che si intendono adottare;

» È necessario monitorare costantemente lo scostamento dei tempi di esecuzione reale, con i tempi medi stabiliti per la singola prestazione.

Determinazione precisa dei tempi di apertura dello Studio misurate in **ore/anno** e in funzione delle poltrone operative.

Esempio:
Studio con costi fissi (sono inclusi i collaboratori dipendenti) pari € 150.000
46 settimane lavorative
40 ore settimanali
2 riuniti
Totale ore: 46x40x2= 3680 ore/anno
Costo poltrona: 150.000:3680= 40€/ora circa

Considerazioni:

» Ogni ora di mancato appuntamento costa 40€! (sia per colpa del Paziente che per la cattiva organizzazione dello Studio);

» Ogni giorno di chiusura extra rispetto al pianificato costa allo Studio 640€;

» Nel flusso quotidiano ogni euro incassato oltre i 640€, al netto dei costi variabili, rappresenta la fonte di guadagno.

Con il termine "saturazione della capacità produttiva" si indica la condizione in cui la produzione di una determinata azienda è al suo massimo teorico, avendo come dati gli impianti e la forza lavoro (ovvero i livelli di lavoro "normali").
Alla luce di quanto sopra esposto è importante scattare una fotografia in tempo reale di quanto impegniamo le nostre poltrone.
Indice di saturazione: come calcolarlo?
Normalmente i programmi gestionali ci aiutano ma se volessimo farlo manualmente, questi sono i passaggi:

» Capacità produttiva teorica = ore medie settimanali di apertura x numero riuniti (consideriamo un orario standard del personale);

» Produzione reale = Ore effettive di produzione settimanali.

Indice di saturazione = produzione reale(h)/capacità produttiva teorica (h)
Esempio:

» Capacità Produttiva

Numero riuniti 2
Ore di apertura teorica settimanale 40x4 settimane = 160 h
Capacità produttiva teorica 160x2 = 320h

» Produzione Reale

Riunito 1 = 120h Riunito 2 = 100h

» Produzione reale 120+100 = 220h

Indice di Saturazione
Produzione reale 220h/Capacità produttiva 320h = 68,75%

3.4 MARGINE DI CONTRIBUZIONE (MDC) & MARGINE OPERATIVO LORDO (MOL)

Il Margine di Contribuzione (MDC) è la differenza tra i ricavi di vendita e i costi variabili. Indica per quanta parte i nostri prodotti o servizi sono in grado di coprire i costi fissi dell'azienda.
Quando il margine di contribuzione del periodo è uguale al totale dei

costi fissi del periodo si raggiunge il "punto di pareggio". Quando il margine di contribuzione è maggiore dei costi fissi si genera il "profitto". A cosa serve il margine di contribuzione?

1. A stabilire la tariffa fissa entro la quale non mi conviene erogare la prestazione:

» Listini secondari;

» Sconti;

» Gratuità;

» Promozioni.

Esempio per calcolare il MDC su una prestazione di ORTODONZIA TRADIZIONALE su tre livelli

CASO 1		CASO 2		CASO 3	
Tariffa	€ 6.000,00	Tariffa	€ 4.800,00	Tariffa	€ 3.000,00
Costo di laboratorio	€ 1.200,00	Costo di laboratorio	€ 1.200,00	Costo di laboratorio	€ 1.200,00
Costo per Materiali	€ 300,00	Costo per Materiali	€ 300,00	Costo per Materiali	€ 300,00
Costo Operatore	€ 1.800,00	Costo Operatore	€ 1.800,00	Costo Operatore	€ 1.800,00
TOTALE COSTI variabili	€ 3.300,00	TOTALE COSTI variabili	€ 3.300,00	TOTALE COSTI variabili	€ 3.300,00
MDC	€ 2.700,00	MDC	€ 1.500,00	MDC	-€ 300,00
Costi Fissi	€ 1.500,00	Costi Fissi	€ 1.500,00	Costi Fissi	€ 1.500,00
Risultato economico	€ 1.200,00	Risultato economico	€ 0,00	Risultato economico	-€ 1.800,00

2. A calcolare il tempo necessario ad ammortizzare l'acquisto di un bene (Es. scanner intraorale, apparecchio radiologico, cerec ecc.)

Numero di casi di Impronte Digitali per coprire il costo dell'investimento:

» Costo investimento € 40.000;

» Costo annuo €40000:5 anni = € 8.000.

Numero impronte minimo per rendere profittevole l'investimento € 8000: € 107 = € 75

Impronta Analogica e Impronta Digitale

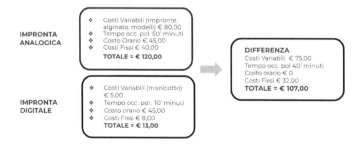

Il Margine Operativo Lordo (MOL), è un indicatore di redditività che esprime il reddito conseguito da un'azienda relativamente alla sola gestione caratteristica (la sola attività del dentista).

Dal MOL vengono quindi esclusi:
» Gli interessi attivi e passivi (Gestione Finanziaria);
» Le tasse (Gestione fiscale);
» Accantonamenti;
» Ammortamenti;
» Svalutazioni di immobilizzazioni e dell'attivo circolante.

RICAVI (Compensi professionali)	1.858.066,00 €	100,00%
Materiali di consumo dentale	169.556,25 €	9,10%
Spese di cancelleria + bollati	11.670,01 €	0,60%
Energia e acqua (forza motrice)	23.307,52 €	1,30%
Spese per lavoro autonomo Collaboratori	635.568,26 €	34,20%
Spese per Laboratorio	101.241,60 €	5,40%
Spese Finanziarie + spese per incassi	28.424,36 €	1,50%
Costi Variabili Totale	969.768,00 €	52,20%
MDC	888.298,00 €	47,80%
Spese per Stipendi e contributi Personale Dipendente	252.154,28 €	13,60%
Spese per locazioni (immobili - leasing)	117.423,13 €	6,30%
Spese assicurative	40.090,78 €	2,20%
Spese Gestionali e Amministrative	25.953,66 €	1,40%
Spese Marketing	5.893,81 €	0,30%
Spese Automobili	68.785,83 €	3,70%
Spese di Rappresentanza	14.579,85 €	0,80%
Spese per oneri diversi di gestione	87.635,43 €	4,70%
Spese per Quote associative	5.575,05 €	0,30%
Spese per burocrazia ed imposte	1.539,70 €	0,10%
Costi Fissi Totale	637.814,00 €	34,30%
MOL	250.484,00 €	13,50%

Come si calcola?
Ricavi (Compensi professionali)
- Costi variabili totali
= Margine di Contribuzione (MDC)

Margine di Contribuzione (MDC)
- Costi fissi totali
= MOL

Perché è importante il MOL?
» Il MOL fornisce una buona approssimazione del flusso di cassa operativo del tuo Studio;

» Consente di stimare le risorse finanziarie disponibili;
» Permette di verificare se la gestione operativa sta generando ricchezza o meno.

MOL - Accantonamenti = EBITDA (Rappresenta una misura di margine operativo lordo - è quel dato che moltiplicato per un moltiplicatore settoriale dà in parte il Valore dell'Azienda)

EBITDA - Ammortamenti (materiali e immateriali) = EBIT (Rappresenta una misura di risultato operativo prima della deduzione degli oneri finanziari e delle imposte)

EBIT - interessi = UTILE LORDO
UTILE LORDO - Tasse = UTILE NETTO

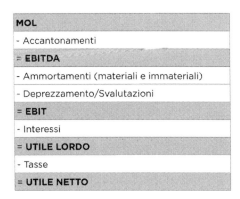

| **MOL** |
| - Accantonamenti |
| **= EBITDA** |
| - Ammortamenti (materiali e immateriali) |
| - Deprezzamento/Svalutazioni |
| **= EBIT** |
| - Interessi |
| **= UTILE LORDO** |
| - Tasse |
| **= UTILE NETTO** |

3.5 DEFINIZIONE E REVISIONE DI UN LISTINO PREZZI

Il prezzo è il valore economico di un bene o servizio espresso in moneta corrente in un dato tempo e luogo, che varia in base a modificazioni della domanda e offerta e deve corrispondere al rapporto tra il ricavo totale desiderato dal professionista di quel servizio e il suo quantitativo erogato.
Quali sono le Variabili del Pricing:
» Variabili Interne
   . Tipologia di struttura;
   . Costi di Produzione;
   . Obiettivo Economico.

» Variabili Esterne (Influenzate da...):
  • Domanda di prestazioni (propensione alla spesa, livello culturale);
  • Offerta di prestazioni (concorrenza, servizi sostitutivi, potenzialità di Mercato).

Come si costruisce il prezzo? Si costruisce attraverso l'attività di Pricing, cioè attraverso un processo di determinazione del prezzo in relazione alle variabili di contesto, che sono il VALORE e il PLUSVALORE. Nel dentale e specificatamente in ambito di studi dentistici, il metodo più comune è quello di costruire il proprio pricing in base al confronto con i prezzi praticati dai competitors, ovvero usando il metodo "dei prezzi correnti".
Altri modelli possono essere:
» Modello "Mark-Up": incremento percentuale del costo sostenuto per la produzione;
» Modello del "Profitto Obiettivo": raggiungimento di un livello atteso di profitto;
» Modello della "Massimizzazione delle vendite": penetrazione del mercato;
» Modello del "Bene di lusso": prezzi molto alti per scremare i clienti.

Principali modelli di pricing
Fonte: Danilo Zatta

1 Modello di MARK-UP
Incremento percentuale del costo sostenuto per la produzione

2 Modello dei prezzi correnti
Allineamento con i prezzi della concorrenza

3 Modello del Profitto Obiettivo
Raggiungimento di un livello atteso di profitto

4 Modello della massimizzazione delle vendite
Penetrazione del mercato

5 Modello del Bene di Lusso
Prezzi molto alti per scremare i clienti

3.6 L'IMPORTANZA DEL CASH FLOW

"Cash flow" è l'espressione inglese che sta per flusso di cassa e ricostruisce i flussi monetari di un'azienda in un determinato arco di tempo, ovvero la differenza tra tutte le entrate e le uscite di denaro.
Rappresenta un indicatore delle capacità di autofinanziamento di un'azienda.

Il Flusso di cassa non è l'utile di esercizio!

È l'insieme delle risorse finanziarie nette prodotte dall'impresa durante l'esercizio, come differenza tra tutte le entrate e tutte le uscite. In una situazione ideale, i flussi di cassa e l'utile di esercizio tenderebbero a coincidere, in assenza di dilazioni di pagamenti.

Diciamo che l'utile ci fornisce l'idea del reddito netto generato dall'impresa nell'esercizio, mentre i flussi di cassa ci danno un'indicazione più concreta dell'effettiva liquidità che questa è in grado di generare.

Viene rappresentato attraverso uno strumento contabile chiamato **"rendiconto finanziario"** con cui vengono tracciate tutte le entrate e le uscite:

» **Cash Inflow** (Entrate);

» **Cash Outflow** (Uscite);

» **Cash Flow Operativo** (ha origine dalla gestione caratteristica);

» **Cash Flow Non Operativo** (tiene in considerazione tutte le altre operazioni di cassa, es. i prestiti, i dividendi, gli interessi, le tasse non operative e le variazioni di capitale).

Un Cash Flow Positivo ci permette:

» Di investire in nuove opportunità, attrezzature, formazione e altre occasioni di crescita per l'Attività;

» Di ottenere con più facilità finanziamenti dalle Banche;

» Di sopperire ad eventuali problematiche di liquidità mediante autofinanziamento;

» Di essere maggiormente appetibili per nuovi finanziatori o in caso di vendita della società.

Esempio:

Scenario A (Studio Rossi)

» *Fatturato 2019> 100.000€ (incassate totalmente nel 2019)*

» *Fatture passive 2019> 70.000€ (pagate totalmente nel 2019)*

Utile d'esercizio 30.000€

Cash flow positivo + 30.000€

Scenario B (Studio Bianchi)

» *Fatturato 2019> 100.000€ (incassate nel 2019 per 45.000€)*

» *Fatture passive 2019> 70.000€ (pagate nel 2019 60.000€)*

Utile d'esercizio 30.000€

Cash flow negativo -15.000€

ideandum
think up

CASH FLOW

| | | | | SALDO REALE / DISPONIBILE | € 15.000,00 |

X	Data registrazione	Data "effettivo"	INCASSO/PAGAMENTO	CAUSALE	PREVENTIVO / ACCONTO / SALDO	ENTRATA	USCITA	SALDO VIRTUALE / CONTABILE
X	30/09/2020	15/10/2020	INCASSO	SALDO INIZIALE	SALDO	10.000,00 €		10.000,00 €
x	07/10/2020	07/10/2020	INCASSO	implantologia sig. Rossi	ACCONTO	2.000,00 €		12.000,00 €
x	30/10/2020		PAGAMENTO	laboratorio	PREVENTIVO		1.000,00 €	11.000,00 €
	30/09/2020	30/09/2020		prova 1	PREVENTIVO	4.000,00 €		15.000,00 €
x	30/09/2020	30/09/2020		prova 1	ACCONTO	2.000,00 €		17.000,00 €
	01/10/2020							

3.7 SRL ODONTOIATRICA E PASSAGGIO GENERAZIONALE

Come si costituisce una Srl odontoiatrica?

La costituzione viene fatta da un notaio e non c'è regola sul numero di soci, che può essere anche pari a 1, ovvero lo stesso professionista. Vero è che potrebbe inserire come soci figure non necessariamente laureate in odontoiatria. Relativamente a questo aspetto è bene verificare con la propria Regione le possibilità, ad esempio se il socio di maggioranza della nostra Srl non è un odontoiatra: in alcune Regioni vi sono dei veti che prevedono la costituzione di s.t.p. (società tra professionisti). Il Passaggio da Studio tradizionale (p.iva individuale) ad Srl, può avvenire mediante:

» Conferimento nella Srl;

» Trasformazione in Srl;

» Cessione alla Srl;

» Oppure tramite una fase intermedia che permetta di preparare il passaggio nel nuovo anno, volturando utenze, autorizzazioni e contatti.

Quali sono i vantaggi di una Srl rispetto ad uno Studio tradizionale?

Vantaggio Fiscale:

Gli utili di uno Studio tradizionale sono completamente soggetti all'IRPEF (aliquota compresa tra il 23 e il 43%) anche se parte dell'utile non venisse distribuito.

Al contrario, per una Srl, il compenso delle prestazioni dell'odontoiatra sarebbe sì soggetta all'IRPEF, ma ciò che rimane nella Società sarebbe soggetto ad aliquota fissa del 24% (IRES).

Inoltre il Professionista può, tramite Partita IVA personale, fatturare alla Srl e accedere al regime forfettario.

Vantaggio di acquisto:
Molti costi che risultassero indeducibili per il Professionista, sono al contrario deducibili per la Srl, come il costo dell'acquisto degli immobili. Vi sono dei fondi e dei bandi, ad esempio l'agevolazione 4.0, che per specifici servizi o beni è prevista solo per le società iscritte al Registro Impresa (Srl).

Da Studio a Società: il contesto.
Il mercato odontoiatrico è fortemente cambiato.
Le Società organizzate investono sempre di più in Tecnologia, Marketing e Formazione del Personale. Grazie ai vantaggi sopra espressi, anche il Professionista può evolvere e trasformarsi in un Imprenditore più consapevole e più efficiente. Lo Studio Dentistico infatti è diventato un'Azienda e come tale deve essere organizzato e gestito.
Non sempre però è valida la trasformazione in Srl.
Ritengo vada fatta una analisi approfondita che tenga in considerazione i seguenti aspetti:

» Fatturato attuale dello Studio;
» Previsioni di fatturato e obiettivi del triennio futuro;
» Beni immobili, gestione finanziaria personale del titolare dello Studio;
» Obiettivi futuri legati a possibili acquisti o cessioni;
» Ingresso futuro di figli o nuovi soci.

Trasformare il proprio Studio in Srl è un investimento di tempo e denaro, va opportunamente valutato se il "gioco vale la candela".
Ai miei clienti con un fatturato inferiore ai 600.000€ raramente suggerisco di valutare una trasformazione in Srl in quanto è importante avere un certo tipo di "volume d'affari" per rendere proficuo questo passaggio. Tengo ugualmente a specificare che non sono un commercialista e che le mie valutazioni sono frutto di esperienze apprese sul campo confrontandomi con clienti e potenziali tali.
Qualsiasi valutazione va presa solo ed esclusivamente attraverso il confronto con professionisti qualificati (commercialisti e consulenti finanziari), in grado di analizzare la situazione finanziaria e allo stesso tempo di considerare lo spettro delle volontà e delle opportunità future che affronterà la tua azienda.

La **piramide** societaria in una **Srl Odontoiatrica**

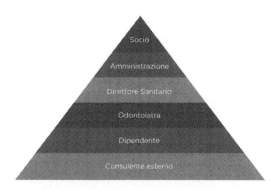

Che ne sarà del tuo Studio quando deciderai di andare in pensione?
Per "passaggio generazionale" non si intende solo un passaggio di testimone alla generazione successiva ovvero figli o parenti, ma invece
quel complesso processo che permette di non disperdere il valore economico creato, eventualmente anche monetizzando a favore appunto
dei propri eredi. Vi è un tasso di dispersione dei valori di studi professionali tanto più alto quanto è "più piccolo" lo Studio, sia come dimen-
sioni che come struttura operativa.
Il rischio di una "chiusura" ha anche risvolti sociali in quanto, oltre ad
esserci persone che perderanno il lavoro, comporterà un disagio per i
pazienti che avevano un rapporto di fiducia collaudato e pluriennale
con lo Studio.

Aspetti che favoriscono il passaggio generazionale:
» Passaggio impostato per tempo (anni!);
» Affiancamento iniziale del "precedente" professionista;
» Possedere un sistema di Controllo di Gestione che favorisca la valutazione economica;
» Considerare i collaboratori fidelizzati, come valore aggiunto;
» Rispetto delle regole fiscali e della legalità;
» Alto tasso di fidelizzazione dei Clienti;
» Avere già svolto attività di Marketing (sempre più persone conoscono lo Studio);
» Srl come forma societaria (sgravi fiscali nel pagamento delle imposte).

Conclusioni

Il successo di un passaggio generazionale risiede nella programmazione fatta per tempo, per evitare una dispersione dal punto di vista economico e sociale. Cedere uno Studio "in salute" e ben organizzato permetterà al professionista di monetizzare il più possibile il lavoro costruito negli anni. Dal punto di vista fiscale sicuramente il passaggio generazionale di una Srl sarà più vantaggioso per entrambi i soggetti. La tassazione sarà legata alla vendita di partecipazioni di una società e non puramente con imposizione IRPEF.

Bisogna tener presente che il passaggio più importante che dovrà intraprendere il Professionista sarà quello "mentale", accettando di "trasferire" la sua attività, costruita con il lavoro di molti anni, a soggetti terzi.

Capitolo 4

4° Elemento:
Marketing Strategico &
Creazione degli Strumenti

> ❝ Il brand è quello che le persone dicono
> di te quando non sei nella stanza ❞
>
> - Jeff Bezos

La prima volta che ho sentito nominare la parola "marketing" avevo 10 anni. Lo ricordo bene perché era il mio ultimo giorno di Scuola Elementare e, tra una fetta di pane e marmellata e una tazza di latte consumate in tutta fretta, sentivo mia mamma parlare al telefono ripetendo questa parola a me misteriosa.

Non so perché ma per tutta la mattinata, invece che pregustare il piacere dei giorni a venire, mi rimbalzava nella testa come una pallina da ping pong... Marketing, Marketing, Marketing...

Passava il tempo e ogni tanto riaffiorava alla mente questa parola per me un po' magica, pur non comprendendone bene il significato che, in qualche modo, mia mamma cercava di farmi capire.

Giunto alle classi Medie, un giorno il professore di Educazione Artistica ci fece vedere una serie di filmati pubblicitari e fui particolarmente colpito da uno spot della Levis... ancora non lo sapevo, ma la mia vocazione cominciava a prendere forma...

Insomma crescendo mi accompagnava una sorta di interesse latente per un mondo che mi era ancora sconosciuto ma che negli anni a venire avrebbe sempre di più influenzato le mie scelte di vita.

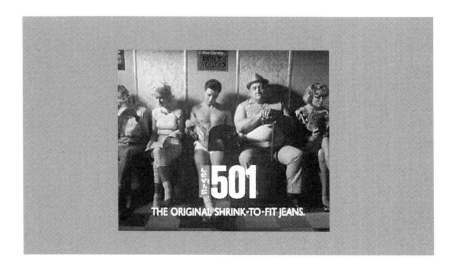

Nel tempo, mi sono sempre più interessato ai concetti del Marketing e la mia carriera professionale, avviata inizialmente nel mondo della vendita, è stata man mano supportata da questa passione che nel tempo ho alimentato.

In Invisalign, l'azienda per la quale ho lavorato negli ultimi anni che hanno preceduto la mia esperienza imprenditoriale, ho potuto conoscere e applicare le migliori tecniche di Marketing pensate per il mercato Italiano, ho appreso le strategie di una grande azienda americana attraverso il metodo, la mentalità e le modalità che uniscono il Marketing alla vendita. Quando un'attività ti appassiona, quando ti interessa, diventa naturale "cercarla".

Io ho cercato e solcato la mia strada di marketer, quello che è diventato il mio percorso imprenditoriale, focalizzandomi nel Marketing odontoiatrico, attraverso l'esperienza e la capacità di far scegliere ai pazienti (nuovi o fidelizzati) il dentista (mio cliente).

Il Marketing non è il logo, non significa fare la pubblicità, il Marketing è la scienza di farsi scegliere.

Questa scienza va declinata appositamente per il settore dentale, seguendo le logiche specifiche di questo mercato che, a mio avviso, solo un operatore esperto, che ci ha lavorato per molti anni, può realmente comprendere e conoscere.

La Brand Awareness è il grado di conoscenza di un Marchio da parte dei consumatori, evidenzia la capacità di ricordarlo e collegarlo ai suoi prodotti o servizi.

Costituisce insomma una sorta di indicatore del successo aziendale.

L'obiettivo della Brand Awareness è che i consumatori in cerca di un determinato bene e/o servizio pensino immediatamente al tuo brand.

Una buona gestione della Brand Awareness quindi farà sì che la tua azienda sia il primo nome a venire in mente ai consumatori quando avranno necessità di un particolare prodotto o servizio.

4.1 TIMELINE DEL MARKETING

Studio, esperienza e tanta pratica sul campo ci hanno permesso di delineare gli step di una strategia di Marketing ideale.

Frutto di questo lavoro è la Timeline di Ideandum.

La Timeline è la linea temporale ideale che guida tutti i nostri progetti. È una sequenza precisa di step, di passi fondamentali che va a dettare la linea guida di ogni progetto.

È importante rispettare tutte le fasi!

Molti utenti si avvicinano al Web Marketing pensando che questo voglia esclusivamente dire creare le cosiddette "Campagne di Generazione Contatti", ma se non vengono precedentemente attivati tutti gli strumenti previsti, sarà molto difficile ottenere i risultati auspicati.

Durante questi anni di lavoro, affiancando centinaia di studi dentistici, ho elaborato la linea temporale delle priorità, suddivisibile in due fasi, precedute da quella che è chiamata Fase 0, fase della Consapevolezza, essenziale per capire e interiorizzare tutti i concetti che saranno trattati qui di seguito.

Fase 1   Creazione degli strumenti

Fase 2   Comunicazione Esterna

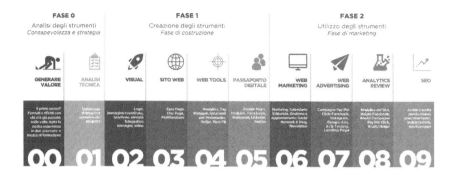

Fase 0   Consapevolezza e Strategia:
» La Masterclass Generare Valore;
» Analisi Tecnica.

Fase 1   Preparazione degli Strumenti:
» Logo;
» Marker Somatico;
» Linea Coordinata;
» Sito Internet;
» Brochure;
» Attività Fotografica e realizzazione Video;
» Creazione delle attività digitali (Passaporto digitale).

Fase 2   Avvio della Comunicazione Esterna (ne parleremo nel capitolo del Web Marketing):
» Calendario editoriale sulle Pagine Social;
» Campagne di Social Lead Generation;
» Posizionamento su Google (SEO & ADS);
» Attività Offline.

Il Marketing deve seguire una sorta di "piano di trattamento", nel senso che deve essere avviata una serie di passaggi propedeutici a realizzare la Comunicazione a 360°.
Non è quindi opportuno strutturare un sito Web senza prima aver creato un logo, con le fotografie e una brochure coordinata.
Non è logico né produttivo lanciare una pagina Facebook se prima non si è predisposto un sito dove accogliere gli utenti interessati a molte

informazioni ed eventualmente conoscerci.

È bene specificare che prima di realizzare gli strumenti e prima di iniziare la fase di comunicazione esterna è importante comprendere quali sono le opportunità, avere la corretta consapevolezza di come si struttura un progetto di Marketing e definire le migliori strategie per farsi scegliere in coerenza con il nostro Target e i nostri obiettivi.
Per questo motivo il nostro punto zero nella timeline suggerisce la partecipazione alla Masterclass Generare Valore e, successivamente, l'analisi tecnico strategica.

In conclusione gli step sono:
1. Consapevolezza > partecipazione alla Masterclass Generare Valore;
2. Analisi tecnico strategica > definizione di Target e obiettivi e modalità di costruzione del nostro brand (vedi capitoli successivi);
3. Attivazione Fase 1 > creazione degli strumenti di comunicazione;
4. Attivazione Fase 2 > comunicazione esterna.

Un approccio diverso, ad esempio iniziare dai social imitando l'amico o il concorrente, può generare un pesante autogol con effetto boomerang negativo su tutte le attività che andremo successivamente a promuovere e costruire.

4.2 MARKETING PLAN, TARGET E POSIZIONAMENTO
Prima di giungere a definire quali strumenti creare, quale comunicazione fare, a chi rivolgersi, è fondamentale, come spiegato nella parte iniziale di questo libro, eseguire quello che io chiamo Marketing PLAN: un documento approfondito, ufficiale, per fare un piano di azione, avere una fotografia in tempo reale del tuo punto di partenza e progettato per obiettivi ambiziosi.

Al fine di aiutarti a costruire il tuo Marketing plan riprendo alcuni concetti già visti in precedenza cercando di darti alcuni spunti per individuare la corretta strategia da utilizzare.

Ti ricordo quali aspetti vengono esaminati durante l'analisi del Marketing Plan:

» Analisi Strutturale;
» Il posizionamento del Brand e l'analisi del Target;
» L'analisi dei Numeri e del controllo di gestione;
» Analisi del mercato, dei competitors e del consumatore;
» Analisi S.W.O.T.;
» Obiettivi Strategici S.M.A.R.T..
(Vedi capitolo "Cambio di paradigma", paragrafo "Gli ingredienti del Marketing plan").

Per quanto riguarda il progetto di Marketing è importante trovare la giusta coerenza, la giusta temporalità e individuare i corretti obiettivi sia in termini di impegno (investimento economico, temporale, personale), che di potenzialità (è importante porsi obiettivi ambiziosi, purchè questi siano realmente raggiungibili).

Durante l'analisi, mentre deciderai come vuoi raccontarti e posizionarti sul mercato, per quanto concerne la creazione degli strumenti e lo sviluppo dell'attività di comunicazione esterna, il principale obiettivo sarà individuare un "percorso" attraverso una Diagnosi personalizzata in grado di rispondere al 100% alle tue aspettative. Dovremo pertanto definire:
» Quali strumenti di comunicazione creare o revisionare;
» Quali dinamiche manageriali dovranno essere sviluppate, processate e protocollate all'interno del tuo Studio Dentistico;
» Quali attività di comunicazione esterna o interna sviluppare o revisionare.

In poche parole: **definiremo attraverso le operatività, le strategie e il tempo necessario per raggiungere i tuoi Obiettivi.**

Al termine della sua realizzazione saremo in grado di formulare una proposta in sintonia con le aspettative e gli obiettivi di crescita o miglioramento.
Ogni Studio è diverso dall'altro così come ogni Paziente è diverso dall'altro. Cambierà quindi il modo di Comunicare, in base alla tipologia di Persone verso le quali ci rivolgeremo.
Prima di creare gli Strumenti di comunicazione (Fase 1), è fondamentale **capire chi è il tuo Paziente** o meglio a chi dobbiamo rivolgerci.

L'invito è quello di iniziare ad analizzare i tuoi Target di pazienti: maggiori informazioni sarai in grado di trasmettere ad una agenzia di Marketing, migliori saranno i risultati in termini di efficacia di comunicazione.

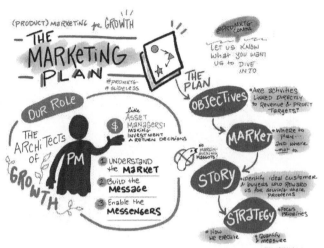

4.3 TIMELINE FASE 1, CREAZIONE DEGLI STRUMENTI DI COMUNICAZIONE

Come precedentemente anticipato, gli strumenti di comunicazione di cui ti parlerò all'interno di questo capitolo sono:

- » Creazione di un Logo;
- » Creazione di un Marker Somatico;
- » Customer Experience Grafica;
- » Realizzazione sito Web & Web Tools.

Creazione di un Logo

La scelta del logo è un punto di partenza fondamentale:

- » Deve colpire il tuo Target;
- » Deve essere riconoscibile (non anonimo);
- » Deve essere replicabile in qualsiasi contesto (anche a livello digitale);
- » Deve poter durare nel tempo.

Il logo comparirà su tutte le Comunicazioni pertanto è scontato per me dichiarare che deve essere ben fatto. Spesso si crede che il logo debba identificare per forza il settore d'appartenenza dell'azienda, che debba far comprendere a chi l'azienda si sta rivolgendo, che debba dire tutto. Questo è un errore frequente! Ricorda che il logo viene sempre contestualizzato all'interno di una brochure, di un sito internet, di una grafica. Il logo pertanto non dovrà dire "cosa fai" (a quello ci penserà appunto il contenitore preposto, sito, brochure ecc.). Il logo invece deve dire **chi sei**!

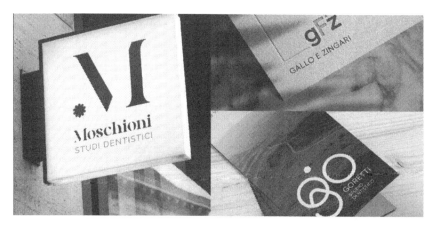

Da cosa è composto un logo:
» Dal **naming**
Prima di creare un logo è necessario definire un nome, prima di definire un nome per il tuo Studio o attività è fondamentale fare le opportune valutazioni:

1. Per prima cosa dovrai accertarti che i domini .it e .com siano liberi (es: www.studiodentisticorossi.it/www.studiodentisticorossi.com);

2. Secondo aspetto da considerare è la verifica di eventuali marchi registrati con lo stesso nome. Per effettuare questa verifica ti consiglio di visitare il seguente sito internet: https://euipo.europa.eu/eSearch/;

3. Dovrai assicurarti che il naming scelto sia facilmente comprensibile, pronunciabile e sufficientemente chiaro per chi non ti conosce ma anche per le persone che già ti conoscono (qualora il tuo Studio fosse aperto da tempo ma ti stia affacciando alla creazione del tuo logo solo ora).

» Dal **pittogramma** (icona)
La parte iconica di un logo non è fondamentale e non è obbligatoria.

Ricorda che il logo prima di tutto deve essere chiaro e leggibile e se l'icona diventa un elemento grafico di disturbo non bisogna "incaponirsi" a inserirla per forza.

» Dal font
Il font insieme ai colori e alla forma, rappresentano un elemento importantissimo e fondamentale per ogni logo, in grado di caratterizzarlo e di dargli un aspetto, di evocare specifiche sensazioni.

» Dal suo payoff o dalle sue possibili declinazioni
Il payoff è la parte in secondo piano di un logo, viene utilizzato per rinforzare il messaggio o per declinare il logo qualora nella tua attività vi fossero più aree di business.

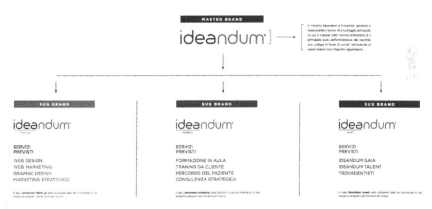

Il logo, come ti ho anticipato, deve essere in primis leggibile. Preferisco i loghi semplici e chiari, piuttosto che quelli troppo articolati e difficili da comprendere. Il logo deve inoltre essere:
» Funzionale;
» Rappresentativo;
» Utilizzabile;
» Leggibile;
» Chiaro;
» Unico;
» Riconoscibile.
Il Logo è collegato a tutto il "Visual System" e rappresenta la "punta dell'iceberg" della strategia di comunicazione, che sarà regolata da

una Brand Guidelines (Regole Specifiche per raccontare al meglio il nostro Marchio).

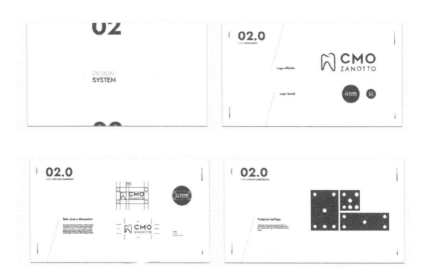

Creazione di un Marker Somatico

Il MARKER SOMATICO
È l'associazione neuronale verso un particolare evento o brand

Il **marker somatico** è il collegamento mentale che associa una determinata emozione a un brand, un'azienda o avvenimento. È quell'oggetto, immagine, simbolo, colore, idea, presente in ogni piano di comunicazione, che non viene mai nominato ma si vede.
Trasmette tramite immagine e associazioni mentali, nel nostro caso, le sensazioni che lo Studio vuole lasciare al Paziente.

Cosa vogliamo trasmettere ai Pazienti quando pensano a noi, quando entrano nel nostro Studio, quando entrano per la prima volta nel nostro sito internet?

Il marker somatico accompagnerà la comunicazione dello Studio, senza essere mai nominato: sarà il Paziente a riconoscerlo e ad associarlo al Brand. Futuro, relax, tecnologia, avanguardia...il Paziente percepirà il marker somatico nel biglietto da visita, nella cartellina degli appunti, nella brochure, sul sito.

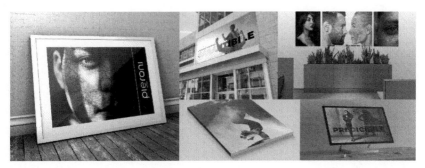

Customer Experience Grafica

La customer experience è l'esperienza complessiva che il Paziente vive durante tutta la sua permanenza nello Studio.

È pertanto importante trasformare ogni momento in una customer experience piacevole ed efficace, così da aumentare la fidelizzazione e di conseguenza i potenziali ricavi.

Il Paziente deve rimanere positivamente colpito dalla visita, dallo Studio, dalla gentilezza della segretaria: quando esce deve portare a casa qualcosa di tangibile, e preferibilmente anche cartaceo.

Mettiamoci nei panni del Paziente e chiediamoci:

» Come lavoriamo oggi?
» Quali strumenti ho nel mio Studio?
» Ho mai ricevuto complimenti per il materiale consegnato?
» Come viene impostato un preventivo e come viene consegnato?
» Sto sorprendendo il mio Target di riferimento?

La **Linea coordinata** rappresenta l'ecosistema cartaceo (biglietti da visita, biglietti appuntamento, carta intestata, buste da lettera, cartellina) che sarà utilizzato per "elevare" l'immagine a livello professionale, per dare un "tono" alla comunicazione: ciò che viene dato al Paziente, rappresenta "l'esperienza", quello che ha vissuto all'interno dell Studio.

Tramite la **Brochure** saranno comunicate immagini e concetti che avranno l'obiettivo di confermare e "ricordare" eventuali informazioni trasmesse durante la prima visita, ma avranno anche l'obiettivo di far conoscere ai nostri pazienti fidelizzati eventuali nuovi trattamenti o tecnologie proposte all'interno del nostro Studio Dentistico.

Sono molti gli strumenti attraverso i quali il Paziente ci può "leggere" e conoscere:
» Biglietti da visita;
» Biglietti appuntamenti;
» Busta da lettere;
» Carta intestata;
» Cartellina porta documenti;
» Brochure;
» Magazine.

Attraverso la **comunicazione in sala d'attesa** avremo l'opportunità di trasmettere specifici concetti o di evocare l'attenzione del Paziente e la sua curiosità. È bene ricordare che: "Non abbiamo una seconda occasione per fare una buona prima impressione".
Suggerimenti su cosa evitare:
» Disordine;
» Riviste vecchie;
» Mancanza di materiale informativo;
» Televisione spenta.

Suggerimenti: cosa fare
» sala d'attesa ordinata, con le giuste sedute per poter accogliere i pazienti, eventualmente con uno spazio dedicato ai bambini;
» brochure che parla dello Studio e materiale specifico informativo;
» eventuale magazine dello Studio o televisione con video specifico.

Per completare l'esperienza all'interno dello Studio, viene creato quello che è chiamato il **percorso del Paziente grafico**: l'obiettivo è quello di trasmettergli specifiche sensazioni che successivamente ricorderà.

Deve essere creato andando ad analizzare quali sono gli stati d'animo e gli obiettivi di comunicazione che abbiamo nei confronti del Paziente in funzione al punto dello Studio in cui si trova. Di seguito alcuni esempi a mero titolo esemplificativo. Tengo a specificare che per ogni punto è fondamentale prendersi del tempo, analizzare e impostare una corretta strategia:

» Paziente in reception
L'obiettivo è duplice, accoglierlo e fargli capire che si trova nel posto giusto, congedarlo e ricordargli che può restare in contatto con noi attraverso i social o lasciandoci una recensione.

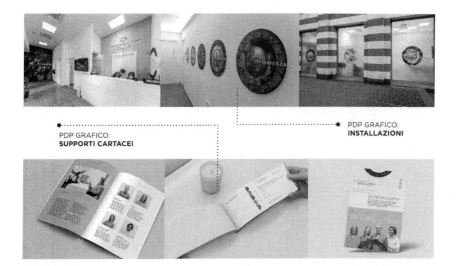

PDP GRAFICO:
SUPPORTI CARTACEI

PDP GRAFICO:
INSTALLAZIONI

» Paziente in sala d'attesa
L'obiettivo è informarlo relativamente alla nostra storia, a specifici avvenimenti, a novità dello Studio, farlo sentire a suo agio, fargli capire che noi siamo a sua disposizione.

» Paziente in ambulatorio
L'obiettivo in questo caso è informarlo riguardo a possibili nuovi trattamenti o tecnologie, ad esempio parlargli (anche con un supporto grafico come un adesivo da muro o un poster) di trattamenti come l'ortodonzia invisibile, lo sbiancamento o altri specifici servizi.

» Paziente all'interno dell'ufficio dove vengono presentati i preventivi
L'obiettivo in questo caso è portare il Paziente alla chiusura del preventivo. Suggerisco di prevedere attestati, raccontare i successi clinici

e celebrare i risultati dei professionisti che lavorano in Studio affiancando magari le recensioni positive dei pazienti (anche in un'apposita brochure).

Realizzazione Sito Web e Web Tools

Un sito Web può essere costruito in due macro tipologie:
» Sito Multifunzione;
» Sito One Page.

» Sito Multifunzione
Contiene pagine interne di approfondimento, è costruito con la cosiddetta "alberatura", e ha un'organizzazione complessa su più pagine. Essendo costruito da più pagine, permette di pubblicare più contenuti che ci aiutano a posizionare meglio (in maniera più evidente) il Sito su Google tramite il SEO (Search Engine Optimization), ovvero il posizionamento naturale organico sul motore di ricerca (vedi capitolo Web Marketing).

» Sito One Page
Si sviluppa su una singola pagina, è più economico del sito multifunzione (ma non di minor valore). È sempre più in uso perché più veloce da realizzare e perché molto facile da utilizzare, soprattutto attraverso lo smartphone.

Qualsiasi sia la tipologia di sito Web su cui ti concentrerai, tieni presente queste caratteristiche imprescindibili:
» Il sito Web deve essere responsive > ovvero si deve adattare automaticamente in funzione dello strumento con il quale lo si sta visitando (Pc, Tablet, smartphone);
» Il sito Web deve essere dinamico > ovvero deve essere facilmente modificabile attraverso un'area riservata (backend) che permetta anche di caricare eventuali nuovi articoli (news).

» Web Tools
Sono dei software, o per meglio dire, degli strumenti che ci semplificano il lavoro e ci permettono di svolgere determinate azioni sul Web tra cui, in primis, il tracciamento dei dati dei visitatori del sito, utili per le analisi sulle performance e fondamentali per la strutturazione di

campagne di web marketing.
Essenziali per la ricerca e l'analisi di informazioni utili al proprio business, per supportare ricerche e indagini, fornire e organizzare i risultati. Di uso comune sono il Codice Google Tag Manager, Google Analytics, il Pixel di Facebook ed eventuali ulteriori plugin in funzione di specifiche esigenze (vedi capitolo Web Marketing).

SITO WEB

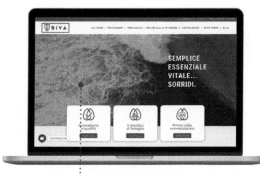
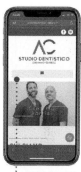

MULTIFUNZIONE   ONE PAGE

4.4 IL PROCESSO D'ACQUISTO

Quando costruiamo una campagna di comunicazione, uno dei concetti fondamentali da tenere presente è il processo d'acquisto.
Dobbiamo pensare/conoscere in quale fase del processo d'acquisto è il nostro utente e di conseguenza quale strategia attuare nella nostra comunicazione.

Le Fasi ordinarie di un Processo di acquisto sono:
» Riconoscimento del bisogno
Sono un Paziente che non ha ancora un chiaro bisogno, non conosco le opportunità, non sento l'esigenza di richiedere uno specifico trattamento o di andare a cercare informazioni in tal senso.

» Ricerca di informazioni
Sono un Paziente che ha un problema e sto cercando una soluzione ma non la conosco ancora. Ad esempio sono un Paziente che ha perso dei denti e sul Web cerco: "cosa fare se si è senza denti".

» Valutazione delle alternative
Sono un Paziente arrivato a uno stato più evoluto: non solo ho l'esigenza di "riempire quei buchi in bocca" ma ho capito che la soluzione è l'implantologia. Mi sto informando per capire le possibilità, i costi, per fare una analisi dei pro e dei contro.

» Decisione di acquisto
Ho deciso di fare un trattamento di implantologia dentale e lo vorrei nello specifico a carico immediato e con una protesi in zirconia (ne ho sentito parlare bene sul Web)... In poche parole sono un Paziente pronto a comprare.

» Comportamento post acquisto
Sono un Paziente che ha effettuato un trattamento e che potenzialmente ne può parlare bene o male con i suoi amici e familiari, potrei inoltre essere interessato a possibili trattamenti correlati.

IL PROCESSO DI ACQUISTO

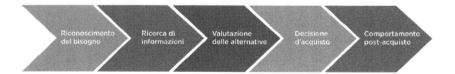

Come utilizzare i nostri strumenti?
Esempi pratici:
  » Riconoscimento del bisogno
Comunicazione con dei video in sala d'attesa, materiale informativo, divulgazione scientifica da parte degli igienisti o dei collaboratori dello Studio. Organizzazione di serate informative culturali ecc.

  » Ricerca di informazioni
Blog del sito internet, guide scaricabili sul Web, test di valutazione, brochure specifiche, grafiche all'interno dello Studio, calendario editoriale sui social ecc.

» Valutazione delle alternative
Presenza sul Web e campagne di generazioni contatti focalizzate (ne parleremo successivamente), mailing, prime visite di approfondimento, utilizzo media offline (radio e giornali)

» Decisione di acquisto
Strumenti di presentazione, strumenti di visualizzazione del risultato, brochure e materiali realizzati appositamente, strategia di vendita e modalità di vendita affinate adeguatamente.

» Comportamento post acquisto
Strumenti di referral consegnati a mano (buoni specifici, inviti esclusivi, ringraziamenti e apprezzamenti specifici), collaborazione e controlli sviluppati durante il ciclo di igiene, consegna di ulteriori materiali di approfondimento.

Ricorda: non esiste una comunicazione sbagliata. Esiste un timing sbagliato! L'importante è chiederci sempre a che punto del processo di acquisto stiamo comunicando e solo dopo esserci risposti creare la comunicazione operativa.

4.5 COME LANCIARE O RILANCIARE UNO STUDIO DENTISTICO

È cambiato il Mercato: è cambiato il modello dello Studio, non più tradizionale, dove l'unica forma di comunicazione era la Targa di Ottone alla porta del palazzo.

Lo Studio Dentistico è sempre **più un'azienda**!
L'articolo Codice Civile Nr. 2555 recita:
"L'Azienda è il complesso dei beni organizzati dall'imprenditore per l'esercizio dell'impresa."

È necessario quindi un **"switch mentale"** da parte di professionisti e imprenditori per comprendere gli strumenti necessari al rilancio o al lancio di uno Studio Dentistico. Per iniziare ti suggerisco di creare un Business Plan e un Marketing Plan.

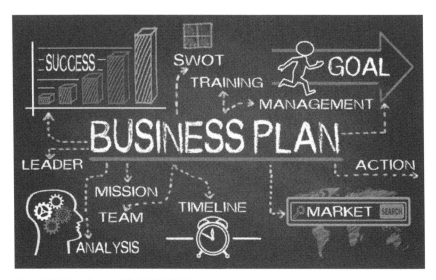

COSTRUISCI UN BUSINESS PLAN

Che faccia da guida strategica soprattutto in una fase iniziale, con l'obiettivo di aiutare a chiarire l'idea di business e la sua fattibilità, con la definizione di strategie e previsioni economico-finanziarie.

È utilissimo nel controllo di gestione per verificare i risultati e confrontarli con gli obiettivi che erano stati pianificati precedentemente.

Il Business Plan (BP) è la guida strategica che raccoglie e sintetizza tutte le informazioni e le variabili necessarie per un progetto imprenditoriale.

Obiettivo del BP è quello di aiutare a chiarire l'idea di business e la sua fattibilità, comprendendo le diverse informazioni, tra cui strategie, attività di Marketing, attività commerciali e previsioni finanziarie.

Si distingue in due parti:

» Parte descrittiva
comprende il racconto del progetto, delle persone, l'analisi del mercato competitivo e quali sono le risorse che servono per raggiungere gli obiettivi prefissati, non va confuso con il Marketing plan, deve essere solo una sintesi;

» Parte numerica
vengono presentate le proiezioni economico patrimoniali e finanziarie che sono state prese in esame nella parte precedente.

Perché creare un Business Plan?

Il BP è come una bussola che guida il professionista e lo Studio, per redigerlo si deve:
» Analizzare il mercato di riferimento;
» Analizzare la propria situazione rispetto al mercato di riferimento;
» Definire gli obiettivi economico/finanziari con una proiezione di medio periodo (dai 3 ai 5 anni);
» Definire gli investimenti richiesti per centrare gli obiettivi sopra riportati.

Il BP deve dare la possibilità di misurare e confrontare i risultati della gestione corrente con le previsioni iniziali per porre rimedio a eventuali anomalie o scostamenti e mettendoci nelle condizioni di verificare subito. Il BP potrà anche sostenere la nostra comunicazione verso potenziali investitori o finanziatori. Un BP ben fatto può servire per presentare il progetto a Banche o Finanziatori per ottenere finanziamenti.

IL MARKETING PLAN

È l'applicazione del BP e definisce nel complesso le azioni da intraprendere per raggiungere con efficienza l'obiettivo, concentrandosi sull'analisi e sulle attività di Marketing Strategico da adottare.

Considerando l'eventualità di intervenire per il rilancio dello Studio Dentistico, devi analizzare quali sono i motivi che ti spingono a farlo, quali:
» Insoddisfazione della Pazientela;
» Cattiva gestione (finanziaria, imprenditoriale, di Marketing);
» Ambizione di crescita o consolidamento.

Prima ancora di fare una strategia di Comunicazione, è importante analizzare il Punto di Partenza:
» Cerca di capire dove e se hai sbagliato in passato;
» Individua gli errori commessi per non ripeterli;
» Riparti dai tuoi Pazienti, da chi ti ha già scelto;
» Prepara un Piano di Comunicazione ben fatto;
» Analizza sempre i Dati, non affidarti alle sensazioni;
» Cerca di avere un Report sempre aggiornato.
Fatta un'analisi iniziale e capito da dove dobbiamo rilanciare lo Studio,

è importante stabilire un "piano d'Azione" e di conseguenza che tipo di investimento dovrai prevedere.

Per poter verificare se l'investimento considerato è in linea con le aspettative in termini di obiettivi, è importante fare una analisi dettagliata che non si limiti alla mera creazione di un Business Plan, ma che, come già spiegato, venga vagliata e costruita attraverso il Marketing plan e la definizione di specifici obiettivi strategici.

4.6 LEGGE BOLDI

"È un'opportunità per chi fa le cose fatte bene".

Questa Legge ha posto dei paletti per limitare tutta quella serie di comunicazioni, pubblicità ingannevoli, che potevano disorientare i pazienti, non tutelando il loro diritto alla salute e ad una corretta informazione.

La Legge Boldi **non vieta** di fare Comunicazione.

Il Decreto Bersani ha liberalizzato e aperto le "gabbie" della Comunicazione in ambito Sanitario, per assicurare agli utenti un'effettiva facoltà di scelta nell'esercizio dei propri diritti e di comparazione delle prestazioni offerte sul mercato. Il Decreto Bersani è stato successivamente normato con la Legge di Bilancio conosciuta come Legge Boldi.

La Legge Boldi è andata ad evidenziare ciò che si può e non si può fare soprattutto per quel che riguarda la comunicazione in ambito sanitario. Sono consentite tutte le comunicazioni:

» Funzionali all'oggetto di garantire la sicurezza dei trattamenti sanitari;

» Nel rispetto della libera e consapevole determinazione del Paziente;

» A tutela della salute pubblica, della dignità della persona e al suo diritto ad una corretta informazione sanitaria;

» Escludendo qualsiasi elemento di carattere promozionale o suggestionale.

Proprio per affrontare in modo appropriato le variazioni di questi scenari, i professionisti ai quali ci siamo rivolti per chiarire la giusta interpretazione, hanno sottolineato la differenza tra Diritto Legislativo e Diritto Giurisprudenziale. Diritto Legislativo è tutto ciò che è scritto, è normato, è Legge. Diritto Giurisprudenziale è legato ai Processi, alle decisioni dei Giudici. Essendo una legge nuova, la Legge Boldi in questo momento è normata dal Diritto Legislativo ma nel corso degli anni, in funzione delle sentenze che ci saranno vi sarà la possibilità di definire una Linea guida interpretativa specifica attraverso l'ausilio del Diritto Giurisprudenziale.

Per questo motivo, al fine di tutelare i nostri clienti e di sviluppare le azioni di Marketing corrette, abbiamo deciso di utilizzare le Linee Guida introdotte e definite dalla CAO (Commissione Albo Odontoiatri) che andavano a fornire una proima interpretazione della Legge Boldi, stabilendo cosa si sarebbe potuto fare e non fare.

È stato importante e necessario dare uniformità di interpretazione alla Materia e ci siamo rivolti anche all'Avv. Silvia Stefanelli, massima esponente per il settore Sanitario dal punto di vista Giurisprudenziale, nell'ottica di far conoscere a tutti i Professionisti che interagiscono con Ideandum, tutte le direttive nel modo più chiaro e corretto possibile.

Il frutto del nostro investimento e dell'attenzione verso questa Materia sarà evidenziato nelle prossime righe e nello specifico vedremo:
» Condotte sanzionabili (già note) che sono state rafforzate dalla pronuncia della CAO;
» Nuove Condotte vietate introdotte dalle linee guida della CAO;
» Alcuni esempi concreti per rendere più immediata la comprensione della materia.

CONDOTTE INAPPROPRIATE (GIÀ NOTE) E CONFERMATE DALLA CAO
» **Titoli Professionali e Specializzazioni:** è vietato menzionare specializzazioni che non sono riconosciute dallo Stato.
» NO "Specializzato in Implantologia".
» SI "Esperto in Implantologia".
» SI "Specializzato in Ortognatodonzia" (se vero).
» **Onorari delle Prestazioni:** è vietato indicare i prezzi se non sono omnicomprensivi e "calcolabili". Quando menzioniamo il prezzo della prestazione, includiamo i dati che permettono all'utente di calcolare con esattezza il costo comprensivo della prestazione.
» **Sconti e Offerte Speciali:** è vietato promuovere una prestazione scontata, è vietato promuovere offerte speciali come comunicazione

"esterna" allo Studio. Meglio attuare delle promozioni dal punto di vista "sostanziale", senza utilizzare i termini "sconto". "offerta speciale", "promozione". Il Linguaggio deve essere sempre informazionale.

» Comunicazione Comparativa: è vietato fare pubblicità volta a paragonare la propria attività con quella di altri Studi o di altre Strutture. Attenzione che la pubblicità comparativa può anche configurarsi ogni qualvolta si fa ricorso a termini assoluti (Il migliore, Il più avanzato, L'unico...).

» Marchi Commerciali: vietati in ogni caso. Il nostro approccio è quello di consentire la scelta al nostro Cliente, informandolo che l'utilizzo dei Marchi è vietato dal codice deontologico, ma lasciando alla Sua valutazione il rischio/beneficio. Non è possibile quindi citare ad esempio brand conosciuti del settore dentale come il nome dei Vostri Impianti.

» Clinica Dentale: è vietato utilizzare il termine "Clinica" in mancanza di complessità di mezzi o di organizzazione. Sconsigliamo da tempo l'utilizzo del termine Clinica Dentale se non siamo in possesso di una struttura che ospiti una sala operatoria o permetta di effettuare altre prestazioni sanitarie complesse. Si preferisce di gran lunga il termine "Centro Odontoiatrico".

NUOVE CONDOTTE VIETATE INTRODOTTE DALLA LINEA GUIDA DELLA CAO

» Attività finalizzata alla vendita di un servizio: qualunque forma di pubblicità commerciale finalizzata a potenziare la vendita di un servizio (nel caso specifico la prestazione odontoiatrica) oppure diretta ad acquisire un rapporto di clientela, è esplicitamente vietata. Il divieto si riferisce solo a qualunque forma di "pubblicità commerciale", mentre è ammissibile una comunicazione informativa neutra.

» Utilizzo di Testimonial: è vietato utilizzare testimonial. Il limite all'uso del testimonial inteso come personaggio famoso è corretto. Estendere questo limite alla persona comune Paziente che racconta la sua storia non è corretto.

» Volantinaggio/Captazioni in luoghi Pubblici: è vietato fare e/o allestire banchetti, fare volantinaggio in luogo pubblico, con evidente finalità commerciale. Si deduce che è possibile allestire un banchetto o fare volantinaggio veicolando messaggi informativi (non commerciali) nei pressi dei luoghi di aggregazione non commerciali (per esempio durante eventi sportivi).

» Comunicazione non funzionale all'oggetto: è vietato il messaggio pubblicitario che utilizza slogan o immagini che non hanno nulla a che vedere con la professione odontoiatrica. Secondo l'interpretazione del Legale, la CAO si rivolge alla classica idealizzazione dell'immagine suggestiva e non a concetti quali il Marker Somatico.

» "Visita gratuita/Visita senza impegno": benché il Professionista possa sempre prestare la propria opera gratuitamente, è vietato pubblicizzarlo. Il Legale ritiene che questa formulazione violi la stessa legge di Bilancio: il Decreto Bersani afferma espressamente che si possano comunicare le caratteristiche del servizio offerto (pertanto, se il servizio è gratuito, non vi sarebbe ragione per cui non si possa comunicarlo), tuttavia, a fronte di una presa di posizione così chiara da parte della CAO, si ritiene prudente valutare caso per caso il rischio-beneficio nell'adozione di tali diciture.

Esempi pratici

SI   *Dott.xx Oltre 20 anni di esperienza in implantologia*

NO   *Dott.xx Specializzato in Parodontologia, Implantologia, Protesi e gestione delle riabilitazioni complesse, ecc. (non esistono queste specializzazioni accademiche)*

SI   *Esperto in ortodonzia invisibile*

NO   *Le cure dentistiche migliori*

NO   *Trattamenti gratuiti*

NO   *Prima visita senza impegno*

NO   *Specializzato in implantologia*

NO   *Utilizzo Marchi dentali*

NO   *Sconto 5%*

NO   *Voucher 50 €*

NO   *Implantologia dentale a partire da € 98/mese*

Importante!

Tutte le opinioni espresse sono valutazioni effettuate da un'autorevole giurista, esperta in Diritto Sanitario. Non vi è dunque alcuna presunzione di considerare queste opinioni come se fosse la Fonte Legislativa scritta. Le uniche Fonti di Diritto certe sono quelle scritte (la Costituzione e le Leggi) e quelle Giurisprudenziali (le decisioni dei Giudici dei Tribunali e delle Corti d'Appello).

Il dovere di garantire una corretta informazione al Paziente è fondamentale, in Ideandum siamo i primi a riconoscerlo. Diamo quindi gli strumenti per svolgere una comunicazione informativa, efficace e difendibile nel caso di un eventuale contenzioso.

È bene porre molta attenzione a quali sono le parole da utilizzare in quanto si sono sovrapposte delle norme e vi sono delle zone grigie dove le linee guida sono oggetto di interpretazione dei singoli Ordini Professionali.

Capitolo 5

5° Elemento:
Web Marketing

> ❝ La regola aurea del Marketing: proponetevi ai vostri clienti così come vorreste che si proponessero a voi. ❞
>
> - Philip Kotler

È indubbio che l'avvento di Internet ha portato tutta una nuova serie di strumenti che hanno favorito, come una sorta di vetrina sul mondo, la comunicazione verbale e visiva, accorciando le distanze tra le persone e favorendo la rapidità di scambio di conoscenze e informazioni. In particolare per le aziende, (ricorda che il tuo Studio è ormai un'azienda) ha creato grandi opportunità per raggiungere, conoscere e comunicare con un grande bacino di potenziali clienti, al fine di acquisire maggiore visibilità e, di conseguenza, ottenere maggiori soddisfazioni in termini professionali e anche economici.

Dobbiamo considerare il Web Marketing come una fonte di opportunità che, con metodo e passi ben definiti, può coinvolgere e indirizzare l'attenzione di un pubblico più ampio rispetto a quello che si potrebbe raggiungere con metodi tradizionali. Grazie a questo canale, è possibile definire un preciso Target di ascolto e monitorare la qualità e "il ritorno" delle nostre azioni sul Web.

Ciò fa intuire quanto oggi sia strategica e necessaria la comprensione e l'applicazione dei concetti che saranno sviluppati, per investire tempo e risorse su questa piattaforma e potendo e valutare costantemente l'efficienza dell'impegno profuso.

Gli argomenti che saranno qui di seguito trattati con la necessaria completezza hanno l'intento di fornire un'informazione d'insieme che potrà essere successivamente condivisa e messa in atto in forma autonoma o con l'ausilio di Consulenti.

Nel settore dentale Facebook è ancora il Social Network più utilizzato per una serie di motivi: è un Social Media che è diventato un ecosistema: posso postare le foto, fare blogging (pubblicare un articolo, creare una discussione), caricare un video, vendere prodotti, comprare beni. È in più popolato da un'utenza molto varia, che si compone di diverse fasce d'età (dai ventenni ai settantenni e oltre), a differenza di molte altre piattaforme di social networking come Instagram e TikTok.

Ma non esistono solo i social, non possiamo dimenticarci del motore di ricerca per eccellenza... Domanda provocatoria: qual è il miglior posto dove non farsi trovare sul web? La seconda pagina di Google! Google è uno strumento potente ed efficace per farsi scegliere, per potenziare il passaparola 2.0 (concetto del quale parleremo a breve) e per farsi scegliere dai pazienti che stanno effettuando attivamente delle ricerche per trovare risposte ai loro problemi.

Nei prossimi paragrafi ti spiegherò quali sono le giuste scelte e, di conseguenza, quali tattiche sono consigliate per potenziare la tua presenza sul Web, per farti trovare da nuovi potenziali pazienti e farti scegliere!

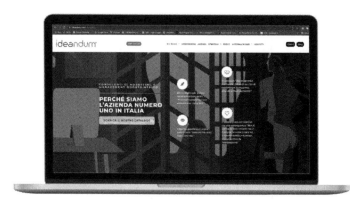

5.1 INBOUND MARKETING, STRUMENTI DI ACQUISITION E CONVERSION

La differenza tra Inbound Marketing e Outbound Marketing:

» Inbound Marketing è la comunicazione tra l'azienda e il consumatore dove il feedback è parte integrante (es. Campagna sui Social dove possono commentare, mettere una recensione, condividere, mettere "mi piace");

» Outbound Marketing invece è una comunicazione tra l'azienda e il consumatore senza ottenere feedback (es. la pubblicità sul giornale, la cartellonistica).

Così come la comunicazione su Google, anche il nostro sito ci permette di fare Inbound in quanto potremo analizzare quali sono le pagine maggiormente visitate, il tempo di permanenza e molte altre informazioni.

Nel Marketing moderno, dove il consumatore è abituato a una comunicazione veloce, lineare e funzionale, fare Inbound Marketing è estremamente più efficace rispetto all'Outbound Marketing, perché un conto è "fare comunicazione a caso" e un conto è riuscire a segmentare il nostro Target in tanti piccoli e definiti "pubblici" ai quali comunicare ciò che è di interesse specifico, ricevendo di conseguenza dei feedback e riuscendo così ad analizzare le interazioni.

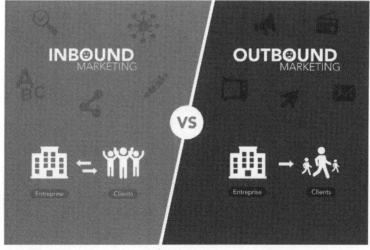

La migliore strategia per l'acquisizione di pazienti odontoiatrici si attua tramite il cosiddetto Ecosistema di Marketing, un accurato processo basato su precisi e sequenziali step di consapevolezza dell'utente online.

La conoscenza di questi strumenti è essenziale.
Prima di avviare un progetto infatti dobbiamo acquisire un livello di consapevolezza e comprendere bene quali sono gli ingranaggi sui quali lavorare e con quale metodo.
Ci sono delle azioni che ci portano visitatori e delle azioni che li fanno convertire. Questo è il primo concetto da interiorizzare per poi passare a quelle del processo di acquisto.
A proposito, l'esperienza della "discoteca" di cui ti parlerò in questo capitolo, ci aiuterà a comprendere questo procedimento.

Strumenti di **acquisition> funzionali a generare visitatori sul nostro Website**:
  » Passaparola;
  » Facebook e Social Network;
  » Posizionamento Web;
  » Campagne PPC;
  » Newsletter;
  » Blog;
  » Campagne offline.

Strumenti di **conversion> funzionali a generare conversioni (richieste di contatto, richieste di prima visita)**:
  » Sito Web;
  » Landing Page;
  » Front Desk Studio.

Strumenti di **vendita> funzionali ad effettuare una prestazione (vendita)**:
  » Responsabile accoglienza;
  » Anamnesi;
  » Posizionamento prezzi;
  » Capacità Operatore;
  » Strumenti di spiegazione;

» Modalità di pagamento;
» Richiami.

Strumenti di **referral> funzionali a fidelizzare e trasformare i nostri pazienti in Brand Ambassador:**
» Brochure;
» Responsabile accoglienza;
» Promo referral;
» Visita di controllo;
» Igienisti.

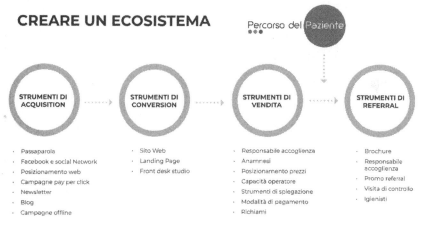

5.2 I 4 CONCETTI PIÙ IMPORTANTI DEL WEB MARKETING

Dobbiamo considerare quattro concetti chiave per creare una campagna di Marketing e Web Marketing:
» Processo di Acquisto;
» Scala del Valore;
» Target & Segmentazione;
» Introduzione al Funnel.

Processo di Acquisto

Ne abbiamo parlato approfonditamente nel capito precedente, ma è bene riportarlo anche qui. Il primo concetto fondamentale quando si parla di Web Marketing è il processo di acquisto, punto sul quale dobbiamo sempre focalizzarci in quanto i nostri pazienti/clienti agiscono secondo determinate scelte che vanno rispettate e riconosciute, altrimenti rischiamo di arrivare con il messaggio sbagliato alla persona sbagliata.

Le fasi di cui abbiamo parlato nel capitolo del Marketing Strategico sono:

» Fase di riconoscimento del bisogno;
» Ricerca di informazioni;
» Valutazione delle alternative;
» Decisione d'acquisto;
» Comportamento post acquisto.

È importante questa valutazione perché ogni azione di comunicazione deve essere preparata e destinata all'utente dove sia riconoscibile la fase del processo d'acquisto.

A che punto di consapevolezza nel processo d'acquisto è questa persona? Che io produca una brochure o una cartellina o una campagna sui social, devo sempre pensare: lo strumento che sto realizzando è destinato in modo adeguato ad una persona che è in quella determinata fase del processo d'acquisto?

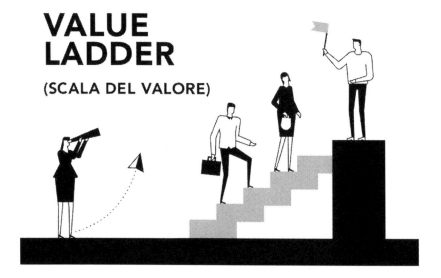

VALUE LADDER

(SCALA DEL VALORE)

Scala del Valore

La scala del valore rappresenta il processo di vendita attraverso il quale posso far compiere una serie di scelte al mio cliente ideale, affiancandolo in un processo di consapevolezza. Si tratta di un argomento che solitamente viene maggiormente utilizzato per le campagne di Marketing e Web Marketing utilizzate dalle aziende che si rivolgono ad un Target B2B. In ogni caso ritengo possa essere utilizzato come concetto anche per il tuo Studio Dentistico.

Esempio di scala del valore:

1. Creo una campagna che ha l'obiettivo di invitare le mamme di nuovi potenziali giovani pazienti a una serata gratuita informativa;
2. Al termine della serata informativa offro ad ogni mamma l'opportunità di effettuare una prima visita al proprio bambino all'interno del mio Studio;
3. Dopo la prima visita acquisisco (se accetta) un Paziente pedodontico e inizio quindi un ciclo di cure;
4. Giunto quindi a metà del ciclo di cure del Paziente pedodontico omaggio ai genitori una igiene professionale con una prima visita;
5. Prendo in cura (se accettano) due nuovi pazienti adulti ai quali propongo un eventuale ciclo di cure.

Target & Segmentazione

Effettuare una corretta segmentazione mi mette nelle condizioni di arrivare con il "giusto" messaggio al mio Target. È un concetto che nel Web Marketing rappresenta un punto focale importantissimo che non possiamo e non dobbiamo tralasciare!

Come ti ho spiegato in precedenza il Web Marketing ci mette nelle condizioni di fare Inbound Marketing, di avere pertanto una risposta e una reazione diretta dalla persona a cui mi sto rivolgendo.

Esempio di segmentazione legato all'ortodonzia invisibile:

» *Target > Pazienti potenzialmente interessati all'ortodonzia invisibile*
» *Segmentazione > Pazienti del Target, ma con leve e interessi differenti*
  - *Pazienti interessati all'estetica (non si vede)*
  - *Pazienti interessati alla comodità (non fa male, lo posso togliere)*
  - *Pazienti interessati alla moda (è trendy)*

Esempio di segmentazione legato alla pedodonzia:

» *Target > Pazienti potenzialmente interessati alla Pedodonzia (mamme)*
» *Segmentazione > Pazienti del Target, ma con leve e interessi differenti*
  • *Mamme che cercano un centro orientato al "dolore" (protossido, percorso di accompagnamento ecc.)*
  • *Mamme che cercano un centro orientato al trattamento multidisciplinare (Logopedista, nutrizionista, posturologo)*
  • *Mamme che cercano un riscontro sociale (recensioni, opinioni, esperienza)*

Introduzione al Funnel

Ultimo ma non per importanza, devi comprendere molto bene il concetto di Funnel.

Qualsiasi strategia vincente sul Web ha un approccio in modalità Funnel.

Per comprendere il concetto di Funnel ti voglio aiutare con un semplice esempio:

Immagina un ragazzo che entra in una discoteca affollata e, mentre balla tra la folla, incrocia lo sguardo di una ragazza mai vista prima. Dopo brevi istanti si avvicina a lei in mezzo alla pista da ballo, si inginocchia e le chiede: "Mi vuoi sposare?". Come pensi reagirà la ragazza? Se al nostro amico andrà bene, alla ragazza scapperà forse una risata o un'occhiata colma di indifferenza, se invece le cose dovessero andare per il peggio, potrebbe arrivare anche un bello schiaffo! Se il ragazzo avesse invece avuto un approccio diverso e non avesse saltato tappe, magari facendosi presentare da una conoscenza in comune, invitandola successivamente a bere qualcosa in luogo tranquillo per far nascere un'amicizia e poi... il finale della storia sarebbe stato completamente diverso.

Ecco, in tutto quello che è Web Marketing dobbiamo comprendere che deve essere rispettata una progressività, un Funnel. Non dobbiamo aver fretta di bruciare le tappe!

Se noi vogliamo arrivare al Paziente implantologico con l'esigenza di una full arch e il Paziente non ci conosce, non possiamo sperare che sia sufficiente annunciare "io sono il più bravo, vieni nel mio Studio" (sarebbe come andare in discoteca e chiedere alla ragazza di sposarci). Se prima lo interessiamo invece, gli facciamo capire cos'è fare implantologia, poi iniziamo a fargli avere una certa visione di quello che facciamo, dando autorevolezza tramite tecnologie, corsi, e poi magari lo invitiamo in Studio per un evento dove parliamo di questo argomento (ad esempio promuoviamo un open day), sarà certamente più facile conquistare il suo interesse, la sua attenzione.

Ecco, questo è il concetto di Funnel.

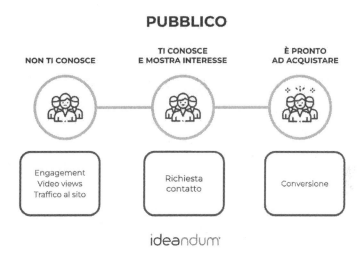

5.3 IL FUNNEL DI WEB MARKETING

Immagina di avere un pubblico che non ti conosce e devi riscaldare, interessare per portarlo alla conversione (un po' come la ragazza in discoteca).

Se in discoteca chiedo la mano a tutte le ragazze presenti, forse una mi dirà di sì... ma sarà una "disorientata" come quei pazienti che derivano da certe campagne di generazione contatti, dove spariamo a caso, proponendo a tutti, da subito, di effettuare una prima visita. Molto probabilmente il matrimonio non sarà a lieto fine.

Se invece costruiamo una serie di attività di Web Marketing, dapprima focalizzate sul farci conoscere, poi concentrate a interessare e incuriosire e infine motivate a farci scegliere, sarà molto più probabile che i pazienti che arriveranno alla fine del nostro processo comunicativo saranno molto più interessati e coinvolti.

Il Funnel di Web Marketing si sviluppa in 3 step:
» **Top Funnel** > Pubblico che non ti conosce > obiettivo di generare coinvolgimento;
» **Middle Funnel** > Pubblico che ti conosce e ti mostra interesse > obiettivo di creare interazione e segmentare;
» **Bottom Funnel** > Pubblico pronto ad acquistare > obiettivo di trasformare l'attività in generazione di contatti.

Dobbiamo tenere presente che è un'attività che deve essere fatta costantemente, analizzata e, molto spesso, ripresa e corretta secondo le indicazioni ricevute.

Questo perché la costruzione di un pubblico che interagisce con i nostri contenuti e che sia "caldo" deve essere fatta attraverso una serie di prove, di test, in quanto non sappiamo a priori come veniamo percepiti: i nostri potenziali utenti (pazienti) potranno avere delle reazioni diverse in funzione alle loro preferenze e al messaggio che trasmettiamo attraverso le nostre iniziative. Quello che è gradito ad uno, magari non va bene per l'altro.

Proprio per questo motivo è importante e opportuno "segmentare", cioè stabilire con quali messaggi "arrivare" a nuovi potenziali pazienti. Nel caso di pazienti implantologici possiamo considerare vari segmenti di coinvolgimento: c'è il Paziente che ha paura, quello sensibile ai tempi di trattamento, un altro che cerca il prezzo, il Paziente interessato all'approccio tecnologico, quello che cerca il risultato estetico, o ancora il Paziente che cerca l'autorevolezza scientifica. Per ognuno di questi dobbiamo offrire una comunicazione adeguata.

Come Funziona un Classico Funnel di Web Marketing?
Vediamo nel dettaglio le 3 fasi di cui ti ho parlato prima.

Top Funnel
A chi ci si rivolge: pubblico "freddo", che non conosce lo Studio
Obiettivo: informare riguardo all'esistenza dello Studio, avvicinare potenziali pazienti.
Metodo: posso creare una serie di contenuti video per farmi conoscere, posso realizzare delle campagne che evidenziano le recensioni positive di altri pazienti, creare dei contenuti in modalità immagine con le foto dello Studio, dello staff e delle tecnologie presenti con l'obietti-

vo di interessare l'utente e di fargli visitare il mio sito internet.

Middle Funnel
A chi ci si rivolge: pubblico "tiepido" che ha sentito parlare dello Studio, ma non è ancora un Paziente (il pubblico che ho riscaldato precedentemente)
Obiettivo: interessare maggiormente l'utente, individuare le sue preferenze per arrivare successivamente con il "giusto messaggio", fissando un appuntamento.
Metodo: creo una campagna rivolta unicamente agli utenti che hanno già interagito con le mie attività (i pazienti "lavorati" in fase Top Funnel). Tramite alcuni contenuti da far scaricare (consultare) al Paziente in base alle sue preferenze, ad esempio lo porto in una pagina del mio sito internet con tre ebook (guide gratuite), associate a tre condizioni specifiche (tempi, dolore, prezzo) che possono essere scaricate lasciando la propria email

Bottom Funnel
A chi ci si rivolge: pubblico "caldo" che ha scaricato il mio ebook, ha interagito con me, pronto per richiedere informazioni orientate all'acquisto
Obiettivo: generare richieste di contatto
Metodo: creo una campagna specifica solo per il pubblico che ha interagito in fase Middle Funnel con tre argomenti differenti (tempi, dolore, prezzo). Nella campagna uso la leva dell'interesse dell'utente per fargli richiedere una prima visita o di essere contattato per un consulto.

TOP FUNNEL
CONOSCENZA & COINVOLGIMENTO

MIDDLE FUNNEL
INTERAZIONE & SEGMENTAZIONE

BOTTOM FUNNEL
GENERAZIONE CONTATTO

ideandum

Ecco la differenza tra Outbound e Inbound:
Outbound: comunichiamo che facciamo impianti
Inbound: elaboriamo una serie di attività per segmentare il nostro pubblico in modo da indirizzare il giusto messaggio (appropriate risposte a specifiche domande).

Quando facciamo questo tipo di attività, dobbiamo costruire il giusto flusso, analizzando quali sono le nostre competenze, la nostra professione, quali sono le ragioni in cui crediamo, le nostre identità, le promesse, il posizionamento, la comunicazione, il pubblico, i risultati. Comunicando quanto sopra, lanciamo le nostre Campagne per testare e confermare o meno certe attività.

Su questo punto ti sarà chiesto un po' di impegno personale e, nel caso tu decida di iniziare un percorso di crescita con Ideandum, di dedicare un po' di tempo al nostro Account Manager (la figura di riferimento di ogni progetto, il punto di contatto tra te e il team di professionisti marketing di Ideandum) quando verrà a trovarti in Studio. Una volta avviate le Campagne e decisa la segmentazione del tuo Core Business, andremo ad analizzare i report dei risultati per poi fare, a quattro mani, le considerazioni opportune.
Ricorda che noi comunichiamo comunque la tua Persona, usiamo moltissimo le foto, i video, le tue parole e quindi più argomenti, più contenuti ci trasmetti, più in sinergia saranno analizzati ed eventualmente riveduti per utilizzarli e finalizzare i risultati.

5.4 INTRODUZIONE A FACEBOOK & GOOGLE
Google è il principale motore di ricerca al mondo.
Facebook è il più grande Social Network al mondo.
In questo libro ho deciso di tralasciare Instagram o altri social che ritengo interessanti, ma senza ombra di dubbio meno efficaci per lo sviluppo delle attività di Web Marketing di uno Studio Dentistico.

Su Facebook le persone guardano per poi ricordare.
Il lavoro che facciamo su questo social è quello di intercettare un bisogno inconscio degli utenti, stimolare un interesse, consolidare la nostra Brand Awareness.

Per ottenere un giusto riscontro, andremo quindi a concentrarci sulla creatività, sull'immagine, sul testo, su tutte quelle attività che possono creare una relazione con il nostro contatto che cercheremo di interessare sia con il "calendario editoriale", sia con le nostre inserzioni (campagne). Su Facebook dobbiamo sollecitare l'attenzione e fare in modo che i nostri potenziali contatti si ricordino di noi.

Su Google invece il focus cambia: risponde a specifiche domande, ai bisogni degli utenti e quindi le persone fanno una ricerca attiva, googlando le informazioni! Google è bravo nel dare la risposta più veloce e puntualmente possibile: attraverso l'attivazione delle Keywords (parole chiave) sa dare la risposta più pertinente a ogni richiesta. È pertanto fondamentale essere presenti nella prima pagina di Google dei risultati di ricerca, coerentemente con le parole chiave inserite da un nuovo potenziale Paziente che ancora non ci conosce.

Con queste due piattaforme, Facebook e Google, si lavora per ottenere maggiori visite sul nostro sito internet o sulla Landing Page (ne parleremo in seguito), pertanto sono funzionali alla fase di Acquisition, ossia la fase di generazione del traffico sul nostro sito internet.

Allo stesso tempo, teniamo sempre presente che in fase di acquisition lavoriamo sul livello di entusiasmo e consapevolezza di un potenziale Paziente, ma la nostra attività di **Acquisition** deve anche essere funzionale alla fase di **Conversion**, ovvero la fase di richiesta di effettuare una prima visita.

In sintesi, Facebook e Google servono per portare nuovi visitatori sul nostro sito internet, ma dobbiamo ricordarci che questi "visitatori" poi andranno convertiti. Migliore sarà la nostra attività di acquisizione e maggiore sarà il potenziale espresso in fase di conversione.

Relativamente a **Facebook** abbiamo **due modi** di fare **Acquisition**:
> » Calendario editoriale sulla nostra pagina Facebook;
> » Campagne di generazione contatti.

Il calendario editoriale è rappresentato dai post che pubblichiamo sulla nostra pagina Facebook.

La finalità di questi contenuti è sempre orientata alla Brand Awareness, al farci conoscere, a stimolare un primo coinvolgimento. Stiamo lavorando sul Top Funnel di cui abbiamo parlato precedentemente.

Le campagne di generazione contatti sono rappresentate da post che non vengono pubblicati sulla pagina Facebook.
Si tratta di contenuti temporanei che solo specifici utenti visualizzano all'interno della loro bacheca come "contenuto sponsorizzato". L'obiettivo delle campagne è lavorare sugli utenti della fase Middle & Bottom del nostro Funnel.
Gli step per lavorare in modo efficace su Facebook sono:
» Impostare correttamente la nostra Pagina Facebook, inserendo in modo adeguato le informazioni, le foto, gli orari ecc.;
» Lavorare per aumentare i nostri fan mantenendo il Target definito;
» Creare dei contenuti di valore e aumentare il coinvolgimento dei Fan;
» Analizzare costantemente i dati e monitorare i risultati.

Alcuni consigli per valorizzare la tua Pagina Facebook:
» Invitare i pazienti e i fornitori a mettere "mi piace";
» Chiedere ai propri pazienti fidelizzati di recensire la pagina;
» Creare delle offerte riservate attraverso newsletter dedicate che invitino a seguire la pagina Facebook;
» Aggiungere nella firma della mail il "Seguici Sui Social" con link diretto;
» Creare una targa in sala d'attesa con l'invito a seguire la pagina Facebook dello Studio e a scrivere una recensione;
» In tutta la comunicazione grafica (linea coordinata, brochure ecc.) inserire sempre il nome della Fan Page dello Studio e invitare a seguirla.

Su **Google** possiamo fare **Acquisition** (essere presenti nella prima pagina di ricerca) attraverso **tre modalità:**
» Il posizionamento naturale del nostro sito internet (SEO);
» Il posizionamento a pagamento del nostro sito internet (Google ADS);
» Il posizionamento attraverso Google My Business.

SEO è l'acronimo di Search Engine Optimization ovvero una serie di tecniche e di attività specifiche che permettono sia di far rilevare il nostro sito internet a Google, sia che Google valuti il nostro sito più interessante e competente rispetto a quello dei nostri competitors, facendo sì che questo venga posizionato più in alto nella gerarchia di ricerca.

Google ADS sono le campagne a pagamento su Google, ovvero si paga Google affinché posizioni il mio sito internet tra i primi risultati di ricerca con precise parole chiave per utenti che avviano la ricerca in una specifica zona che ho targhetizzato.
Per ogni click ottenuto pagherò un costo (pay per click) direttamente a Google. Google My Business è rappresentato dalla scheda della nostra attività in qualità di esercizio commerciale locale. Vi si trovano informazioni riguardo gli orari, il numero di telefono, le recensioni degli utenti, il sito internet. Anche su Google My Business è possibile effettuare la SEO per far sì che compaia prima la nostra scheda rispetto a quella di un nostro competitor.

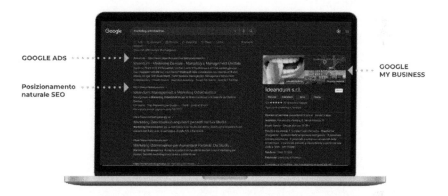

5.5 COME GESTIRE LA PAGINA FACEBOOK DELLO STUDIO DENTISTICO

Come abbiamo visto precedentemente, Facebook è il principale Social Network presente sul mercato. Quando parliamo di passaporto digitale, intendiamo la nostra Identità sul Web. Costruiamo la nostra identità, che viene vista e compresa dal nostro "pubblico", e decidiamo cosa mostrare e come farlo vedere.

Analizzando chi si è, cosa si fa, perché lo si fa e come lo si vuole raccontare, la Brand Awareness ci trasforma da un generico dentista ad uno specifico dentista: **il mio dentista**.

Concorre alla Brand Awareness (l'insieme delle attività volte a rafforzare la percezione del Brand) il calendario editoriale, una serie di pubblicazioni (post) che raccontano di noi, gestite utilizzando il linguaggio adeguato, il tone of voice, l'informazione, l'empatia.

Si viene a costruire così, man mano, una identità che viene impressa nella mente del nostro pubblico che ci riconoscerà non solo "online", ma anche nel mondo reale. La principale regola che deve essere condivisa è la **coerenza** tra l'immagine, mantenendone sempre lo stesso stile grafico, e la comunicazione.

Vediamo nel dettaglio 2 aspetti fondamentali per la Gestione ottimale di una pagina Facebook:

 » Il calendario Editoriale;
 » Anatomia del contenuto.

Il calendario editoriale

È uno strumento essenziale per creare una strategia definita "di content" (ovvero focalizzata sulla condivisione di contenuti) Marketing (contenuti di qualità) attraverso social media. Deve prevedere rubriche di successo per avvicinare, coinvolgere, e successivamente, convertire gli utenti interessati. L'analisi tecnica è il primo fondamentale passo in qualsiasi attività di Marketing.

Una giusta riflessione aiuterà ad individuare i tuoi punti di differenziazione principali: lavorare su ciò che ti differenzia dagli "altri" è la strada vincente nell'impostazione di un calendario editoriale performante. Il piano editoriale consente di capire cosa pubblicare e perché, analizzando i passaggi fondamentali per la strategia del Marketing:

 » Obiettivi;
 » Target;
 » Contesto;
 » Competitors.

È necessario attenersi alla giusta tempistica per creare i contenuti di qualità che devono popolare la tua pagina, di mese in mese. Infatti, non dedicare il giusto tempo, insieme alla corretta attenzione, causa spesso due effetti da evitare:

 » Una pagina deserta perché ci si dimentica della propria presenza su Facebook;

» Si crea un contenuto disomogeneo, di minore qualità in quanto gli argomenti non sono coerenti fra di loro.

Per mantenere la **coerenza comunicativa**, il suggerimento è quello di sviluppare delle rubriche con una serie di contenuti informativi e che riescano a intrattenere, da ripetere nel tempo.

Il "Pubblico" del calendario editoriale non serve solo per i like e i commenti. Ti ricordo che ci rivolgiamo ad un pubblico "ghiacciolo" (che non ci conosce) con l'intento di riscaldarlo raccontando dello Studio, dei servizi per creare valore, fino a farsi conoscere e attivare il suo interesse. Da tiepido si trasformi in pubblico caldissimo e quindi pronto ad acquistare.

Ricordiamoci sempre nell'impostazione di un calendario editoriale dell'importanza dei fattori differenzianti e come questi argomenti vadano utilizzati per creare contenuti, per raccontarci, per attrarre, emozionare, conversare con i nostri prospect. Diamo valore alle persone!

Per creare un buon Calendario Editoriale è fondamentale:
» Avere chiari i nostri obiettivi di comunicazione (definiti insieme all'analisi del Marketing Plan);
» Chi sono i nostri clienti o potenziali clienti (definiti insieme nell'analisi del Target e dei core business);
» Il tone of voice (ciò che ti distingue e caratterizza);
» Quale materiale e quante risorse abbiamo a disposizione (foto, video, tempo da poter dedicare).

Per creare un calendario editoriale ti consiglio di concentrarti su alcune tematiche, tra queste:
» Educa e coinvolgi;
» Dai valore;
» Fidelizza e umanizza;
» Coinvolgi.

Ricapitolando: crea un calendario editoriale; dedica il giusto tempo; meno contenuti ma migliore qualità; crea delle rubriche per aiutarti a mantenere la coerenza.

Tipi di Rubriche

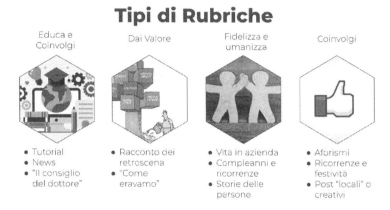

Educa e Coinvolgi	Dai Valore	Fidelizza e umanizza	Coinvolgi
• Tutorial • News • "Il consiglio del dottore"	• Racconto dei retroscena • "Come eravamo"	• Vita in azienda • Compleanni e ricorrenze • Storie delle persone	• Aforismi • Ricorrenze e festività • Post "locali" o creativi

Non avere fretta!

I fan, i tuoi Pazienti, devono abituarsi a vederti su Facebook!

Anatomia del contenuto che funziona

Quanto deve essere lungo? Quale formato usare? Con quale frequenza? È importante lavorare sulle leve emotive!

Ricordiamoci sempre che le persone sono su Facebook per "passare il tempo", per divertirsi, per vivere un momento di leggerezza.

Pertanto, i testi non devono essere troppo lunghi, bensì devono esprimere concetti chiave all'inizio, inserendo un "bel titolo" in modo da attirare immediatamente l'attenzione dell'utente.

Si possono inserire degli "emoji" 😎 , elementi che dal punto di vista neurolinguistico sono veramente validi, ma ti consiglio di non abusarne. Le foto sono fondamentali, possono essere realizzate con il telefonino con buona definizione, corretta illuminazione e con un formato preferibilmente quadrato.

I video vanno fatti in orizzontale in quanto vengono visti principalmente in questo senso. Sono preferibili video corti ma pregni di significato. Unica eccezione per i video in verticale: le stories, ovvero brevi video di 15 secondi che rimangono online 24 ore.

È consigliato realizzare "video in pillole" secondo queste indicazioni:

» Inserire sempre i sottotitoli;

» Durata massima un minuto e mezzo;

» Presentazione dello speaker (il protagonista);
» Presentazione del contenuto (il tema del video);
» Spiegazione semplice e concisa focalizzata sui vantaggi percepibili dal paziente, evita tecnicismi;
» Saluto seguito da una "call to action".

Come coinvolgere i tuoi fan e generare interazioni?
» Rispondi sempre ai commenti;
» Fai domande semplici sul post che richiedano un commento o una reazione;
» Inserisci sempre una CTA Call To Action (chiamata all'azione) come: chiama, scrivi, commenta;
» Utilizza stratagemmi che funzionano come foto empatiche e contenuti coinvolgenti;
» Sfrutta il real time Marketing, parla di argomenti di interesse attuale.

Ulteriori spunti per creare un corretto calendario editoriale:
» Inizia individuando a chi parlare, chi sono i tuoi fan? Lo puoi verificare dalla tua pagina Facebook: tramite l'estensione "Insight", potrai vedere la composizione, la fascia di età divisa per percentuale, il paese di provenienza delle persone che seguono la tua pagina... e molto altro ancora;
» Chiediti: perché un Paziente dovrebbe scegliere il mio Studio? Quali sono i punti di forza della mia Struttura?
» Sfrutta le Case History, racconta quello che accade "dietro le quinte";
» Utilizza il blog del tuo sito, crea notizie che vadano a stuzzicare l'utente;
» Considera che per un utente può essere interessante tutto ciò che è legato al territorio in cui vive e in cui tu hai fondato lo Studio Dentistico.

Come per altri obiettivi, è opportuno considerare che attraverso i KPI (Key Performance Indicator) del Calendario Editoriale possiamo verificare, ed eventualmente intervenire sulla sua efficacia.
Questi sono:
» Copertura (quante persone hanno visto i miei post);
» Impression (quante volte è stato visualizzato il mio post, anche più volte dalla stessa persona);
» Fan (quante persone seguono la mia pagina. Attenzione: meno del

5% delle persone che segue la pagina vede i tuoi post organicamente ovvero senza un investimento di budget pubblicitario pay per click);
» Composizione della fanbase (chi sono i miei fan?);
» Interazioni e engagement rate (quante persone hanno interagito con la mia pagina e con i contenuti postati);
» Click (quante persone hanno cliccato i miei post).

Per creare dei contenuti accattivanti graficamente, se non hai una grande conoscenza di software grafici, ti suggerisco CANVA, un sito gratuito, nella versione base, che consente di impaginare in maniera gradevole i post.

5.6 GOOGLE: LE TIPOLOGIE DI RICERCHE E IL POSIZIONAMENTO NATURALE

Anche per quanto riguarda Google, prima di tutto, dobbiamo ricordare il processo di acquisto dell'utente:
» Riconoscimento del bisogno;
» Ricerca di informazioni;
» Valutazione delle alternative;
» Decisione di acquisto;
» Comportamento post acquisto.

Su Google possono esserci due tipologie di ricerche:
» Ricerche informazionali;
» Ricerche transazionali.

La ricerca informazionale si riferisce a un utente che è all'inizio del suo processo d'acquisto mentre la ricerca transazionale è la ricerca che un utente fa quando è alla fine del suo processo d'acquisto.
Esempio di ricerche informazionali:
» Metodi per sbiancare i denti naturalmente;
» Fare lo sbiancamento fa male?
» Che cos'è l'implantologia?

Esempio di ricerche transazionali:
» Dentista sbiancamento denti Vicenza;
» Miglior implantologo carico immediato Treviso.

Nel caso delle ricerche transazionali ci rivolgiamo a un utente "più caldo", maggiormente informato, più consapevole della soluzione che vuole trovare. L'utente ha guardato i vari Blog, ha appreso le informazioni, ha guardato le pagine che gli interessano, ha capito che gli interessa lo sbiancamento di un certo tipo, piuttosto che l'implantologia di un altro e si dedica proprio a quello specifico tipo di ricerca. Sono quindi evidenti i due livelli di consapevolezza dei nostri utenti.

Solo avviando una corretta interazione con l'utente che si trova in prima fase avremo più chance nella seconda fase.

I blog, le news sul sito, i contenuti di nutrimento nel calendario editoriale sui social, le campagne di considerazione... tutti questi strumenti vengono appresi dagli utenti nelle ricerche informazionali. Determinate pagine del sito ricche di dettagli, possiamo specifiche informazioni che rispondono alle ricerche transazionali.

PREMESSA:

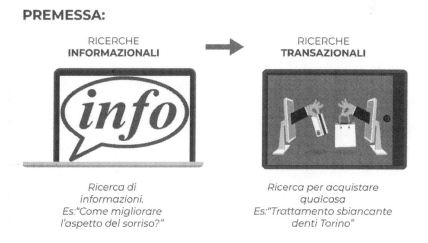

RICERCHE
INFORMAZIONALI

RICERCHE
TRANSAZIONALI

*Ricerca di informazioni.
Es:"Come migliorare l'aspetto del sorriso?"*

*Ricerca per acquistare qualcosa
Es:"Trattamento sbiancante denti Torino"*

C'è uno strumento molto utile e gratuito, Ubersuggest, tramite il quale, inserendo una parola chiave e lo Stato di riferimento, ci fornisce tutta una serie di parole chiave correlate e il volume di ricerca delle stesse.

Esempio:

Riferendoci al termine implantologia, questi sono i tre argomenti che vengono più ricercati dai pazienti

» *Impianto dentale costo*
» *Impronta dentale dolore*
» *Impronta dentale tempi*

Non possiamo pensare di interessare l'utente senza rispondere a queste parole chiave.

Quindi sul blog andiamo a rispondere a tutte quelle che sono le ricerche informazionali: faccio le news su quali sono i tempi dell'implantologia, quali sono le tecniche meno invasive dell'implantologia, come valutare il giusto prezzo dell'implantologia, ecc. Sul blog chiedo alle persone solo di iscriversi alle nostre newsletter o di scaricare i nostri ebook, perché non sono ancora pronte a chiedere la prima visita. Nel frattempo hanno visitato il nostro sito, abbiamo iniziato a "riscaldarle", ci stiamo facendo conoscere.

Allo stesso modo, per quanto riguarda parole chiave come "Studio Dentistico a...", "dentista a...", "trattamento implantologico a..."(ricerche transazionali), dobbiamo prevedere di essere ben posizionati sulla prima pagina di Google.

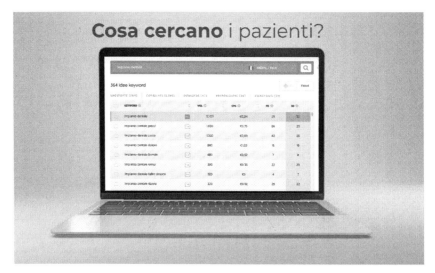

Quando parliamo di posizionamento naturale o organico di siti sui motori di ricerca, parliamo di SEO (Search Engine Optimization), ovvero di tutte quelle operazioni che possiamo fare per posizionare il nostro sito nel modo migliore possibile e farlo trovare tra i primi risultati non sponsorizzati che propone il motore di ricerca.

Il tuo sito viene costantemente letto da Google, viene valutato e viene posizionato in una ipotetica classifica che si vede nelle ricerche.
Il tuo obiettivo è quello di far arrivare il tuo sito nella posizione più alta possibile, per le ricerche legate alla tua attività.

Quali sono i corretti Step della SEO:
» l'insieme delle attività che puoi fare per migliorare man mano nel tempo;
» Analisi e scelta delle parole chiave;
» Posizionamento e creazione di specifici contenuti nel nostro sito;
» Indicizzazione del sito mediante un'attività di link building (tecnica SEO volta a incrementare il numero e la qualità dei link in ingresso verso un sito Web);
» Monitoraggio e ottimizzazione successiva.

Google legge molte parole chiave, quindi assicurati che il testo del tuo sito contenga una certa densità di parole principali, come ad esempio impianto dentale o implantologia e altri sinonimi.
Nel costruire il tuo sito lavora dunque nella costruzione di un testo che possa essere sia piacevole da leggere e sia effettivamente ottimale per la valutazione di Google.
Tieni presente pure dei testi che accompagnano le immagini che contribuiscono a rafforzare il messaggio e il posizionamento del tuo sito.
Poni la giusta attenzione anche ai video.
Il suggerimento è di sfruttare Youtube che è una piattaforma di Google: ciò è premiante in termini di posizionamento in quanto Google gradisce vedere i link Youtube all'interno del tuo sito.

Un'altra azione fondamentale che puoi fare è quella di generare link, ovvero collegamenti al tuo sito.
Il Web è fatto di link e quindi dobbiamo considerare quanto il loro inserimento influisca sulla autorevolezza e quindi valutazione da parte

di Google rispetto ad altri siti. È importante, perciò, che il tuo sito sia collegato a siti autorevoli per il tuo settore di riferimento. Per fare ciò cerca di fare pubblicare su un sito autorevole un tuo articolo o un'intervista con ul link che rimandi al tuo sito: il contenuto ricco di valore è sempre preferibile a una banale pubblicità.google leggerà l'autorità di questi siti e premierà il tuo per essere stato linkato. Il Blog è il testo aggiuntivo che viene inserito nel sito, ed è quindi fondamentale tenerlo aggiornato. Google infatti premia i siti che vengono arricchiti, modificati in maniera attenta.

5.7 COME SI COSTRUISCE UNA CAMPAGNA PAY PER CLICK

Devi tener presente che organicamente il tuo contenuto sui social sarà visualizzato da pochissimi utenti. Se vuoi aumentarne la visibilità, devi prevedere necessariamente la realizzazione di specifiche campagne Pay per Click (PPC è l'abbreviazione più comunemente diffusa). Le campagne PPC sono una delle modalità di acquisto degli spazi pubblicitari online che è esplosa in popolarità di pari passo con l'ascesa di Facebook e di Google.

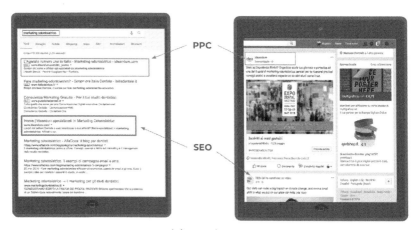

ideandum

Il PPC è il costo di ogni singolo "click": l'inserzionista paga una tariffa solo quando un utente clicca effettivamente sull'annuncio pubblicitario. Il PPC serve principalmente ad aumentare la visibilità di un contenuto che pubblichiamo sui Social (facendolo vedere a migliaia di potenziali utenti interessati) oppure a migliorare la posizione di un sito Web all'interno dei motori di ricerca, portando di conseguenza più visitatori. Il budget è fondamentale: l'ammontare da investire varia a seconda dei tipi di campagna e degli obiettivi preposti.

Il costo di una campagna pay per click viene fatturato direttamente da Google o Facebook, quindi si tratta di un costo che esula quello della creatività (qualora ci si affidasse a una agenzia) e non è un costo a forfait bensì varia in funzione di quanta visibilità vogliamo dare a uno specifico contenuto.

Per quanto riguarda l'ammontare PPC da investire, varia a seconda del tipo di campagna e degli obiettivi preposti: suggerisco di iniziare con budget piccoli, analizzare i dati e capire come ottimizzare la campagna in funzione a un aumento del budget.

La gestione di campagne pubblicitarie PPC concorre alla **Lead Generation** con l'obiettivo di informare, "riscaldare" e quindi di generare nuovi contatti, nuovi pazienti. La Lead Generation riguarda quei contenuti sponsorizzati, con gli argomenti e la creatività specifici per il nostro Target (il pubblico con il quale vogliamo comunicare) e che portano traffico al nostro sito internet per generare successivamente delle conversioni.

Vediamo ora nel dettaglio come si riesce a lavorare su acquisition e conversion, segmentando i pubblici e quindi arrivando con il messaggio giusto all'utente giusto.

Abbiamo un pubblico, che non ci conosce, al quale dobbiamo sollecitare l'attenzione e renderci interessanti fino a farlo arrivare al momento dell'acquisto.

Costruiamo campagne Pay per click con due possibili finalità:

» Un obiettivo è legato alla Brand Awareness;
» Un obiettivo è legato alla Lead Generation (Generazione di Contatti).

Quando facciamo le campagne dobbiamo tenere presente la differenza tra Pay per Click (PPC) e traffico organico (SEO). PPC: paghiamo Google o Facebook per mettere in evidenza degli argomenti, stabiliamo un budget e quando questo è esaurito si fermano le campagne automaticamente.

Su Google stabiliamo un elenco di parole chiave riservate per una certa area geografica, attive in momenti opportuni (ore-giorni) e ci ritroviamo posizionati sempre tra i primi risultati degli annunci di ricerca. In questo caso viene richiesto un budget giornaliero.

Facebook, invece, funziona con i contenuti che vengono chiamati "sponsorizzati". Su Facebook possiamo Targetizzare tutto (fasce di età, sesso, attività lavorativa, titolo di Studio, interesse per determinati contenuti). Si possono fare campagne solo con chi ha interagito con noi, quindi siamo già nella fase due del funnel (Middle of the Funnel, come visto nei paragrafi precedenti).

Su Google possiamo anche lavorare con il SEO (il traffico organico) per il posizionamento naturale del nostro sito, ma su certe parole chiave strategiche è consigliato prevedere entrambe le attività (SEO & Google ADS).

Questo perché solo il 5% degli utenti consulta la seconda pagina di Google quindi prevedendo sia il posizionamento SEO che quello a pagamento Ads per le parole chiave strategiche (posizionando cioè due volte in prima pagina il nostro sito), avremo il doppio delle possibilità di essere cliccati (e avremo sottratto un posto in prima pagina ad un competitor).

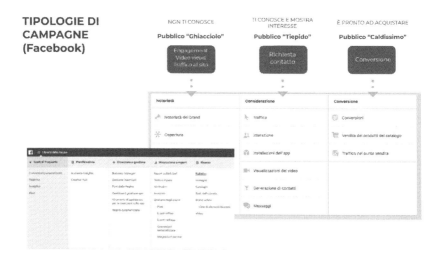

Su Facebook pensare di "fare i social" e non investire in contenuti sponsorizzati equivale a "buttare via soldi e tempo". Questo perché Facebook fa vedere organicamente i contenuti che pubblichi al massimo al 5%

dei fan della tua pagina. Se la tu pagina Facebook ha 1000 fan, organicamente vedranno il contenuto che hai pubblicato al massimo 50 persone. Affinchè le altre 950 persone possano vedere i tui contenuti hai l'unica strada della sponsorizzazione PPC. Quindi se decidi di iniziare con il Web Marketing, oltre al budget di Consulenza, devi prevedere un budget di PPC per ottenere concreti risultati.

Esaminiamo ora nel dettaglio come si costruisce una campagna sui social. Per farlo, Facebook ha implementato i suoi servizi, aggiungendo una "Suite" chiamata Business Manager che permette di creare campagne andando a definire vari aspetti:
» Obiettivo (ottenere nuovi pazienti di implantologia);
» Target (uomo/donna - Età 40-65+ - localizzazione);
» Interessi (sport, estetica, salute, posizione lavorativa);
» Interazioni precedenti (ha già visitato il nostro sito Web e interagito con la nostra pagina).

Bene, vogliamo far vedere i nostri contenuti, ma a quale livello del funnel siamo? Ci rivolgiamo a chi già ci sta considerando oppure vogliamo convertire e quindi far richiedere prime visite? A seconda delle nostre scelte, possiamo intervenire con tutta una serie di azioni.
Ecco, concentrati in primis sulla risposta a questa semplice domanda: **a chi ti vuoi rivolgere?**
Prova a pensare al tuo core business, qual è il motivo per cui l'utente ti cerca, qual è l'attività che ti permette di fare più fatturato. A Target diversi bisogna parlare con linguaggi diversi.
Una volta individuato il Target legato al tuo core business, dedicati alla tua buyer persona, il tuo cliente, il tuo Paziente ideale.
Qual è la sua propensione di spesa, quanti anni ha, che tipo di interazioni ha con il luogo in cui vive?

Facebook ha una capacità avanzata di individuare il Target utenti:
» Inserzioni su cui cliccano;
» Pagine con cui interagiscono;
» Attività che le persone eseguono all'interno di Facebook, legate ed elementi come l'uso del dispositivo e le preferenze dei viaggi;
» Dati demografici come età, genere e luogo;
» Il dispositivo mobile che usano e la velocità di connessione alla rete.

Queste opzioni di Targetizzazione sono quelle che puoi utilizzare per individuare la tua buyer persona. Una volta individuata, concentrati su quello che può essere il linguaggio per parlare a questa persona, su quelli che possono essere i suoi dubbi, le sue perplessità, i suoi bisogni, e trova delle risposte, accompagnate da un linguaggio appropriato. A questo punto puoi instaurare una linea di comunicazione vincente per parlare al tuo Target. Per esempio, nel caso di Implantologia, quando siamo alla fase Bottom del nostro funnel (ovvero ci rivolgiamo ad utenti già riscaldati e pronti per effettuare una conversione), possiamo realizzare tre tipologie di campagne per cominciare a generare nuovi contatti e quindi traffico per nuovi ipotetici pazienti all'interno del tuo Studio Dentistico.

Partiamo dalla più semplice: la campagna "**Facebook messaggi**".
È una campagna di Lead Generation che realizziamo all'interno di Facebook collegandoci alla piattaforma di messaggistica Messenger.
La creatività, che in genere è composta da una parte testuale e una parte visiva (immagine o video), è integrata da una "**call to action**", una richiesta esplicita all'utente che è quella appunto di mandarci un messaggio. L'utente cliccando manderà in automatico un messaggio su Messenger, al quale possiamo associare una risposta automatica per instaurare una conversazione e condurlo poi a lasciare i suoi riferimenti. Questo genere di campagna genera molti contatti, ma poco profilati. È consigliato l'utilizzo di questo genere di comunicazione per i trattamenti comuni, più conosciuti, come possono essere i mesi della prevenzione, oppure un mese dedicato all'odontoiatria estetica.

Campagna Facebook form
Il concetto è quello di parlare di implantologia a 360° e di andare a comunicare con un messaggio specifico creato per stimolare le persone a conoscere le varie tecniche implantari e a presentarsi in prima visita.
La Campagna Facebook Form prevede la pubblicazione di un contenuto con una CTA (scopri di più, prenota, ecc.) che farà aprire direttamente su Facebook, appunto, uno specifico form di contatto.

INSERZIONE   PRESENTAZIONE FORM   RICHIESTA DATI

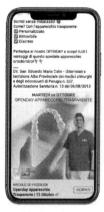
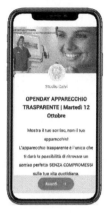
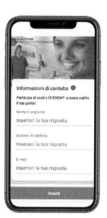

Campagna Facebook con Landing Page

Prevede lo stesso approccio strategico e modalità della campagna Form.

La differenza però consiste nella pagina di atterraggio.

L'utente, dopo aver visionato il post pubblicato, cliccandoci sopra, verrà reindirizzato ad una pagina esterna che potrà essere una pagina specifica del nostro sito internet o una Landing Page (pagina di atterraggio) e che avrà l'obiettivo di generare una conversione, ovvero di far compilare un form di contatto o cliccare il numero di telefono per chiamare in Studio e chiedere informazioni.

CAMPAGNA FACEBOOK ADV + LANDING PAGE

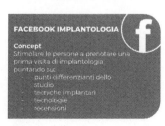

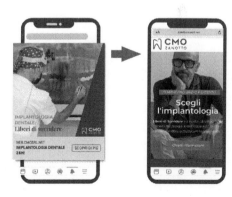

ideandum

Riassumendo
riprendendo l'esempio della discoteca, ricordiamoci che ogni campagna di sponsorizzazione ha un obiettivo specifico.

Il calendario editoriale quindi ci aiuta a consolidare la nostra brand awareness e successivamente possiamo creare delle campagne per riscaldare l'utente, ad esempio facciamo vedere dei video, li "facciamo atterrare " sul nostro sito, li stimoliamo a scaricare l'ebook.

Dopo aver lavorato sul flusso di riscaldamento (Middle Funnel) cominciamo a segmentare il nostro Target e quindi vediamo (ad esempio per l'implantologia) chi si è interessato all'argomento "dolore", chi al tema "tempo", chi all'estetica e solo allora costruiamo una campagna conversioni (Bottom Funnel) dove facciamo vedere un post con l'invito a un open day che evidenzia per ciascun Target di utenti proprio l'argomento di specifico interesse. Iniziamo quindi con più strategie a motivare i nostri utenti, poi segmentiamo il pubblico e arriviamo alla conversione comunicando con il giusto messaggio e sempre investendo in PPC (altrimenti non si possono raggiungere risultati di visibilità interessanti.

CAMPAGNA GOOGLE ADS
PERCORSO DELL'UTENTE

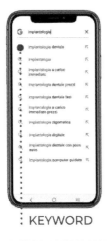 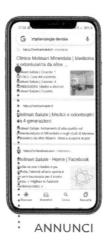 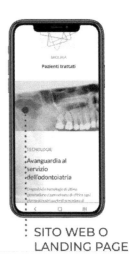

KEYWORD ANNUNCI SITO WEB O LANDING PAGE

5.8 GOOGLE ADS: COME CREARE UNA CAMPAGNA DI SUCCESSO

Google ADS è il principale strumento di lead generation proposto da Google. Uno strumento importantissimo nel settore dentale che ci permette di raggiungere i molti pazienti che cercano i nostri servizi.

Se fai una ricerca su Google, noterai che i primi risultati portano di fianco al titolo la piccola scritta "Annuncio". Ecco, quelli sono i risultati di Google Ads. Possiamo, attraverso il "noleggio" di parole chiave, andare a posizionare la nostra risposta, come la migliore per gli utenti che fanno una determinata ricerca.

5 Consigli:

1. Distinguere annuncio e gruppo di annunci: per la prima campagna creiamolo generico parlando di dentisti. Una volta che abbiamo costruito la macro campagna e l'abbiamo legata a un sito internet, andiamo a costruire campagne più specifiche, chiamate gruppo di annunci cioè sottogruppi di parole chiave che parlano di argomenti diversi e possono portare a pagine e risultati diversi. Le colleghiamo quindi alle Landing Page che vertono su argomenti specifici. Trattiamo per esempio di implantologia e la colleghiamo ad una Landing Page sull'implantologia, una pagina di atterraggio che non lasci scampo agli utenti. Oppure possiamo parlare di un altro gruppo di annunci che sviluppi il tema dell'ortodonzia e nella Landing Page inseriamo informazioni su quell'argomento, evidenziando i tuoi punti di forza, ciò che ti contraddistingue dagli altri, andando a lavorare sul convincimento dell'utente, fino al riscaldamento del contatto.

2. Conoscere il tuo Target è fondamentale. Per farlo ci sono i "soft data", ovvero quei dati che viviamo a pelle, ma soprattutto quelli che ti può fornire il tuo gestionale. Un buon annuncio di Google Ads quindi, incomincia dal mondo fuori da Google: conosci bene la composizione del tuo Target e per farlo inizia dai tuoi pazienti.

3. Una volta che hai conosciuto il tuo Target, puoi selezionare e noleggiare delle parole chiave per un determinato arco di tempo attraverso l'utilizzo di un budget economico "Pay per click"che forniamo alla piattaforma di Google. Il budget ci permette di raggiungere più persone, di comparire in un numero più alto di ricerche: ogni click avrà il suo costo e, più budget abbiamo, più click, più ricerche possiamo raggiungere, anche con la selezione della territorialità, concentrandoci magari anche su di un quartiere.

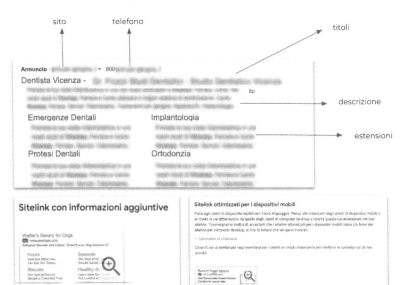

4. Scrivi bene il tuo annuncio: deve essere chiaro, dare delle informazioni preziose, riassumere quello che vogliamo dire all'interno della pagina che può essere il nostro sito o nella Landing Page e soprattutto deve chiudere sempre con una CTA (Call to Action), una chiamata all'azione che vuol dire chiamaci, scrivici. Invogliamo l'utente a fare un'azione concreta, attiva, successiva alla ricerca su Google.

5. Monitorare i risultati: Google è uno strumento perfetto per farlo. Attraverso una serie di KPI, come il costo per click, la CTR (rapporto tra quanti annunci vengono mostrati giornalmente agli utenti e quanti effettivamente cliccano sul mio annuncio), il costo poi dei contatti, che alla fine mi chiamano o mi scrivono. Tieni monitorati questi dati: attraverso il loro controllo potrai apportare i giusti correttivi. Nel Marketing non esiste la formula magica: dobbiamo essere sempre pronti ad analizzare il dato e pronti, qualora fosse necessario, a cambiare rotta e correggere la nostra campagna.

"Ottimizzazione delle campagne Google ADS"

Come precedentemente spiegato, Google ci fa vedere anche tutte le statistiche delle nostre parole chiave, il volume di ricerca che c'è nella nostra zona, il costo di ogni click e quante conversioni hanno generato le specifiche parole chiave. Generalmente si inizia con gruppi di annunci costituiti da molte parole chiave e successivamente si eliminano quelle che non performano.

CAMPAGNA GOOGLE ADS
MONITORAGGIO RICERCHE

	Termine di ricerca	Tipo di corrispondenza	Aggiunta/esclusa	Clic	↓ Impr.	CTR	CPC medio	Cos
☐	Totale: termini di ricerca ⓘ			773	5.066	15,26%	0,26 €	197,7
☐	prezzo impianto dentale completo	Corrispondenza a frase (variante simile)	✓ Aggiunta	154	895	17,21%	0,23 €	35,22
☐	prezzo impianto dentale completo	Corrispondenza esatta (variante simile)	✓ Aggiunta	132	840	15,71%	0,23 €	30,44
☐	prezzo impianto dentale completo	Corrispondenza a frase	✓ Aggiunta	43	437	9,84%	0,25 €	10,81
☐	impianti dentali prezzi italia	Corrispondenza esatta	✓ Aggiunta	94	294	31,97%	0,23 €	21,22
☐	il costo degli impianti dentali in italia potrebbe sorprendervi	Corrispondenza a frase (variante simile)	Nessuna	46	246	18,70%	0,25 €	11,61
☐	impianti dentali prezzi	Corrispondenza esatta (variante simile)	Nessuna	36	169	21,30%	0,25 €	9,14
☐	quanto costa un impianto dentale	Corrispondenza esatta (variante simile)	Nessuna	25	150	16,67%	0,24 €	6,0
☐	il costo degli impianti dentali in italy potrebbe sorprenderci	Corrispondenza a frase (variante simile)	Nessuna	26	133	19,55%	0,35 €	9,11
☐	costo impianto dentale completo	Corrispondenza esatta (variante simile)	Nessuna	11	71	15,49%	0,20 €	2,11
☐	prezzo impianto dentale singolo	Corrispondenza a frase	Nessuna	5	65	7,69%	0,25 €	1,3
☐	impianto dentale	Corrispondenza esatta	✓ Aggiunta	2	59	3,39%	0,23 €	0,44
☐	prezzo impianto dentale completo	Corrispondenza esatta	✓ Aggiunta	12	50	24,00%	0,20 €	2,34

5.9 LANDING PAGE: LO STRUMENTO CARDINE DELLA FASE DI CONVERSION

L'ho già citata più volte e ora è giunto il momento di fare chiarezza: cos'è la Landing Page? Landing Page in inglese significa pagina di atterraggio. Si chiama in questo modo perché il nostro obiettivo è quello di far atterrare sulla Landing Page gli utenti che portiamo da canali come social network (la nostra campagna su Facebook) o da campagne Google ADS.

Questa pagina monotematica parlerà di un singolo argomento, sviscerato in tutti quelli che sono i principali punti di interesse o le principali richieste dell'utente.

Quindi abbiamo il nostro sito principale e poi abbiamo queste ulteriori vetrine chiamate appunto Landing Page, che hanno l'obiettivo di convertire. Caratteristica fondamentale è che, a differenza di un sito internet comune, all'interno della Landing Page l'utente non può navigare, deve forzatamente scorrere verso il basso sino al cosiddetto invito all'azione: chiama o fissa un appuntamento.

Solitamente sono strutturate secondo una logica: inizia sempre dal problema, la soluzione, come funziona, perché funziona, fino a conquistare la fiducia dell'utente.

La Landing Page è uno strumento che genera contatti caldi cioè massimizza il livello di consapevolezza dell'utente che ci lascia il suo contatto. È uno strumento cardine nell'attuazione della fase di "conversion", successiva all'"acquisition", il momento in cui l'utente non conosce il tuo Studio Dentistico e attraverso la tua attività online comincia a conoscerti cliccando sugli appositi annunci derivati dalle campagne PPC dei quali abbiamo parlato precedentemente.

La conversion invece, è quel momento in cui l'utente ti conosce e trova valide motivazioni per darti i suoi dati e consentirti di contattarlo.

Il consiglio, quando si crea una Landing Page, è quello di domandarsi sempre di cosa ha bisogno l'utente, fornirgli le giuste informazioni parlando delle qualità che differenziano i tuoi servizi da quelli dei competiors.

Magari ti chiederai perché dovresti dirottare un utente su una Landing Page e non sul tuo sito (che è ricco di contenuti, bello, ben studiato, con multimedia e pagine di approfondimento). La risposta è che spesso un sito costruito benissimo vede fuggire i suoi utenti, perché si sentono disorientati, non trovando le specifiche informazioni che stavano cercando. La Landing Page, al contrario, ha l'obiettivo di "tenere" l'utente, non ci devono mai essere link esterni che non siano link di contatto, come i Form di contatto, link cliccabili alla mail o al numero di telefono.

Perché scegliere di mandare l'utente su una Landing Page, invece che sul sito? Quest'ultimo, se è ottimizzato per la conversione e fornisce contenuti di altissima qualità, ha in genere una "conversion rate"quel rapporto tra il numero di persone che entrano nel sito e quelle che poi lasciano effettivamente il contatto per essere ricontattati) che si aggira tra l'1 e il 2%. Una Landing Page invece riesce, nel peggiore dei casi, a raddoppiare quel risultato se non a triplicarlo, passando da una conversion del 2% (sito internet) al 4% o più.

Dunque costruire una Landing Page è fondamentale per chi vuole massimizzare la quantità dei propri contatti. È sempre opportuno fare una adeguata analisi prima di strutturarla, per poi immedesimarsi nel Paziente, usare le giuste leve emozionali e studiarla secondo la piramide inversa dei bisogni.
Comincia a parlare della problematica in generale per andare poi, piano piano, rispondere a tutte le domande collaterali: ciò ti consente di convincere e coinvolgere la più vasta fascia di utenti possibile. Dà all'utente un livello di consapevolezza maggiore: ci sono elementi che vanno a lavorare sul convincimento e la motivazione.
La Landing Page è dunque lo strumento cardine della conversione.

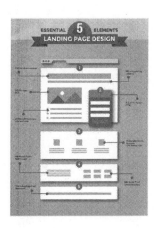 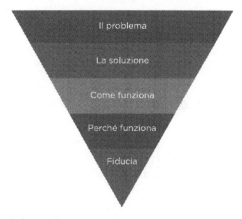

ideandum

Questa è la gerarchia di informazioni che dobbiamo inserire nella Landing Page:
   » Il problema;
   » La soluzione;

» Come funziona;
» Perché funziona;
» Fiducia.

Nella costruzione ci sono elementi che non possono mai mancare:
» I casi "prima e dopo" fanno capire all'utente come tu lavori;
» le videotestimonianze sono preziosissime, tanto quanto le recensioni che si consiglia di andare a copiare e incollare da Google;
» Video in pillole, della durata di un minuto, che vanno a rispondere alle domande generali dell'utente;
» Parlare direttamente, "mettendoci la faccia": dare un volto al tuo marchio contribuirà ad aumentare il livello del tasso di conversione.

Concludendo, pensa a qual è il tuo core business, le argomentazioni tramite le quali vuoi sviluppare la tua Landing Page in modo da ottenere il massimo ritorno di conversione tra gli utenti.

5.10 OTTIMIZZARE LA FASE DI CONVERSION

Se noi facciamo una campagna a caso e puntiamo a far vedere a tutti i contenuti della Landing Page, forse qualcuno si converte, ma se vogliamo fare un lavoro ottimale dobbiamo operare secondo le modalità che ti spiegherò di seguito.
Ti ricordo che nel Web Marketing lavoriamo su 2 fasi principali:
» Acquisition> genero traffico;
» Conversion> converto il traffico in richieste di contatti.

Se prevedo un investimento significativo in campagne di acquisition finalizzate a generare conversioni con il giusto approccio ,il mio obiettivo sarà ottenere nel tempo un costo/contatto più basso, e contatti "sempre più caldi".
Per ottimizzare le conversioni e le campagne di acquisition l'unico metodo da utilizzare è l'approccio analitico.
L'ottimizzazione delle conversioni deve essere effettuata mediante 3 step:
» AB Testing;
» Analisi dei dati (Google Analytics, Hotjar, altri strumenti);
» Analisi del ROI e dell'efficienza reale.

AB Testing

Una delle tecniche più utilizzate nell'attività del Web Marketing è fare il cosiddetto **AB Testing**. Esso si basa sull'intersezione di diverse creatività su diversi pubblici. Consideriamo una versione A e una versione B della nostra campagna. Per un certo periodo di tempo, in genere un mese, si attivano entrambe le campagne. Al termine del mese si analizzano i dati per comprendere quale è stata l'esperienza che gli utenti hanno fatto, confrontandole tra loro.

Analizzando questi dati e incrociandoli fra loro, possiamo andare ad individuare la versione "champion" e di conseguenza generare altri contenuti con la formula migliore. Lo stesso contenuto quindi lo facciamo vedere ad un pubblico A e un pubblico B, oppure allo stesso pubblico facciamo vedere due contenuti A e B e man mano testiamo e verifichiamo quali sono i contenuti che sono più graditi, quali sono i pubblici che funzionano meglio e quali sono le versioni di Landing Page che attirano di più.

Tramite l'AB Testing si combinano sfumature che sono condizionate sia dalle persone che dalla situazione del mercato nel momento in cui viene messo in atto.

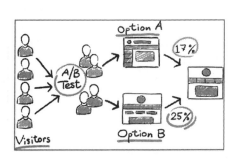
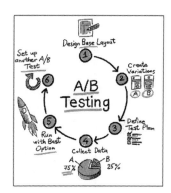

Analisi dei Dati

Ti sei mai chiesto qual è la differenza fondamentale che c'è tra il Marketing tradizionale e quello sul Web?

La differenza fondamentale risiede nel **dato**.

È consigliato dedicare il giusto tempo e impegno per analizzare i dati e, di conseguenza, creare contenuti e campagne realmente efficaci.

Attraverso il Web Marketing riusciamo ad interpretare una serie di dati che possono essere corretti in tempo reale, ciò ci permette di prendere decisioni su una base statistica e matematica, con indicazioni molto più precise rispetto a quelle ottenute da una pubblicità tradizionale. Analizzare i dati ci permette, con un corretto settaggio, di conoscere, analizzare e studiare tutte le informazioni sull'utilizzo che gli utenti fanno della nostra piattaforma.

I principali software che possono essere utilizzati per analizzare i dati sono:
» Google Analytics > ci permette di visualizzare le statistiche del nostro sito internet: quali sono le pagine maggiormente visitate, il tempo di permanenza nel sito, i canali di provenienza, quali sono le pagine del sito che generano le conversioni e molti altri dati. Quest'ultimi sono ciò che Google Analytics riesce a tracciare attraverso un codice univoco in Javascript, che viene installato sul nostro contenuto, nella maggior parte dei casi il sito internet. È un'operazione abbastanza complessa che deve essere attivata seguendo passo per passo la guida di Google. Una volta che si è installato il codice univoco, qualsiasi utente che entrerà nel nostro sito, sarà registrato in Analytics;
» Business Manager di Facebook> ci permette di visualizzare le statistiche delle nostre campagne, il costo per click, il costo per conversione, quali sono i contenuti pubblicati con i risultati maggiori;
» Suite Google ADS> come Business Manager di Facebook ci permette di analizzare i risultati delle campagne Google;
» Hotjar> ci permette di ottenere uno schema per visualizzare l'utilizzo del nostro sito internet o Landing Page (ma ne parleremo in seguito).
Tramite questi software è quindi possibile rispondere a domande quali:
» Perché gli utenti cliccano su specifici elementi?
» Quali sono i contenuti che interessano maggiormente?
» Quanto costa generare visitatori sul sito internet o sulla Landing Page attraverso una specifica campagna?
E molte altre domande. Il limite è solo la nostra immaginazione!

Quali sono i **K**ey **P**erformance **I**ndicator da considerare in funzione all'attività e all'obiettivo prefissato?

KPI del Calendario Editoriale > obiettivo legato alla Brand Awareness

e alla prima interazione:
» Copertura: quante persone hanno visto i nostri post;
» Impression: quante volte è stato visualizzato il nostro post;
» Fan: quante persone seguono la nostra pagina (tener presente che meno del 5% delle persone che seguono la pagina vedono i post);
» Composizione della fanbase: chi sono i nostri fan?
» Click: quante persone hanno cliccato sui nostri post?

KPI della Campagna di Advertising:
» CPC: quanto ci è costato ogni singolo click;
» CTR: (Click through rate) il rapporto tra le persone che hanno visto la nostra inserzione e quelle che ci hanno cliccato;
» CLICK: somma di tutti i click;
» CPL: (Costo per lead) Quanto abbiamo speso per ottenere un lead, cioè il rapporto tra quanto è stato speso per portare traffico alla nostra Landing Page e il numero di lead ottenuti.

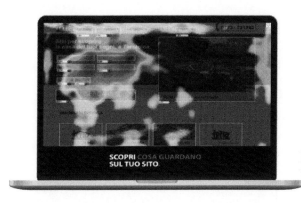

Cos'è Hotjar?
È uno strumento che analizza il comportamento degli utenti. Permette di capire in che modo essi navigano sulle pagine Web e dove cliccano quando scorrono i contenuti.
Tramite l'analisi delle "mappe di calore" si evidenziano le pagine Web sulle quali si soffermano maggiormente i visitatori.
I colori più caldi evidenziano dove l'utente clicca ed effettua un'azione.
Questo ci permette di posizionare strategicamente i nostri messaggi chiave e la successiva "Call to action".

Hotjar risponde a queste tipologie di domande:
» Fino a che profondità di compilazione del form arrivano gli utenti?
» Quali sono i campi che generano il maggior numero di abbandoni?
» Che differenze di comportamento ci sono tra la navigazione mobile, tablet e desktop?
» Quali sono le aree del mio sito internet o Landing Page che interessano maggiormente?

Hotjar è fondamentale per conoscere la User Experience del Sito, delle Landing Page e le loro percentuali di scorrimento (fino a che punto la gente scorre la pagina). È importante immettere i codici di analisi ma è altrettanto importante analizzare, reportizzare e dedicare il giusto tempo per applicare questa metodica.
Tutti questi dati permettono di fare delle valutazioni, di capire se le performance possono essere ottimizzate, se si sta andando verso la direzione giusta e consentono di comprendere e avere la rapidità per un eventuale cambio di strategia.

Analisi del ROI del Marketing e dell'efficienza Reale
Se ci limitiamo semplicemente a valutare il costo contatto rischiamo di fare un errore madornale!

Espongo di seguito un esempio per comprendere meglio quanto detto:
Creo due campagne con lo stesso budget, sviluppo la prima campagna su Facebook mentre la seconda campagna la sviluppo su Google.
Per entrambe le campagne decido di investire 1.000€.
Dalla campagna su Facebook generiamo 20 contatti con un costo complessivo per contatto pari a 50€ (1.000€/20 contatti).
Dalla campagna su Google generiamo 10 contatti con un costo complessivo per contatto pari a 100€ (1.000€/10 contatti).
Per valutare il ROI (Return On Investment) e l'efficienza reale dovrò analizzare il percorso di questi contatti e valutare se realmente si saranno trasformati in prima visita, e se poi saranno trasformati in pazienti acquisiti e con quale importo.

Per farlo è consigliabile utilizzare un **Cruscotto dei Contatti**, strumento che per ovvie esigenze in Ideandum utilizziamo costantemente in Ideandum insieme ai nostri clienti per monitorare, mantenere e migliorare le performance dello Studio Dentistico.

È importante verificare una serie di parametri specifici per valutare il ROI effettivo e la resa reale in funzione al canale di provenienza del contatto generato.

Riprendiamo l'esempio di prima:
Campagna 1000€ Facebook
- » *20 contatti generati > costo contatto 50€*
- » *8 contatti trasformati in prima visita > costo prima visita 125€*
- » *4 contatti trasformati in Paziente > costo Paziente acquisito 250€*
- » *Vendita complessiva ai 4 pazienti > 3.500€*
- » *ROI effettivo = (Fatturato complessivo - (meno) Investimento complessivo) / (diviso) investimento complessivo > (3.500€-1.000€)/1.000€ > 250%*

Campagna Google
- » *10 contatti generati > costo contatto 100€*
- » *4 contatti trasformati in prima visita > costo prima visita 250€*
- » *2 contatti trasformati in Paziente > costo Paziente acquisito 500€*
- » *vendita complessiva ai 2 pazienti > 14.500€*
- » *ROI effettivo = (Fatturato complessivo - (meno) Investimento complessivo) / (diviso) investimento complessivo > (14.500€-1.000€)/1.000€ > 1.350%*

Va da sé, che in questo esempio il ROI generato da Google è nettamente superiore a Facebook e anche se la nostra prima impressione (come numero di contatti generati) poteva farci credere che Facebook risultasse migliore (20 contatti rispetto a 10 contatti di Google), comprendiamo come invece sia meglio rinforzare e aumentare i nostri investimenti sulle campagne di Google.

Come creare un Cruscotto di Analisi efficace?

I dati che suggerisco di tracciare e di conseguenza analizzare sono i seguenti:
- » Performance di Vendita Dottori/Dottoresse
  - . N. Contatti/N. Prime Visite/N. Visite Accettate/
  - . % Visite Accettate/PMV/PMV/Totale Preventivi/Totale Accettato;
- » Redditività Canali di comunicazione
  - . Google/Passaparola/Già Paziente/Old Contact/Convenzioni/Facebook/Altri canali
  - . Costo/Canali/N. Contatti/N. Prime Visite/N. Visite Accettate/Tot. Accettato;
- » Costo Contatto/Costo Prima Visita/Marginalità;
- » Performance di Vendita dei/delle Clinic Manager;

. N. Contatti/N. Prime Visite/N. Visite Accettate;
. % Visite Accettate/PMV/PMV/Totale Preventivi/Totale Accettato.

Performance vendita dei Dottori/delle Dottoresse

Anno	2021							
Mese	TUTTI							

Totali perido	208	204	185	91%	1.045	1.058	545.225	448.125

Dottore	N. Contatti	N. Prime Visite	N. Visite Accettate	% Visite Accettate	PMV	TMV	Totale Preventivi	Totale Accettato
PROF V	187	183	165	90,2%	2.625	2.571	519.685	424.275
DOTTO D	16	16	15	93,8%	1.324	1.423	22.500	21.350
PROF M	3	3	3	100,0%	588	603	2.350	1.810
DOTT.S	1	1	1	100,0%	90	90	90	90
DOTTO	1	1	1	100,0%	600	600	600	600

Redditività dei canali di comunicazione

Anno	2020						

Totali perido	10.300	185	177	37.248	1.896	1.901	292.031

Canale	Costo Canale	N. Contatti	N. Prime Visite	Totale Accettato	Costo Contatto	Costo Prima Visita	Marginalità
Google / sito web	2.600	74	67	181.669	35	39	179.069
Passaparola	2.300	56	55	102.317	41	42	100.017
Già paziente		17	17	35.343			
Old contact		10	10	26.159			
Passaggio	2200	10	10	10.940	220	220	8.740
Facebook	1700	2	2	6.560	850	850	4.860
Old Contact		5	5	6.095			
Previmedical		5	5	1.950			
Convenzioni	1500	2	2	845	750	750	-655

Ricorda: l'analisi dei dati è fondamentale!
Nel costruire la nostra comunicazione dobbiamo essere in grado di rispondere a:
  » Quali sono le pagine più visitate?
  » Come posso ottimizzarle?
  » Qual è il canale che genera più traffico?
  » Su quale canale è preferibile investire?
  » Che dispositivi utilizzano di preferenza i nostri utenti (desktop/ mobile)?
  » Quali sono le conversion rate del sito e delle Landing Page?

I mantra:
- » Esserci e analizzare;
- » Creare i contenuti e generare interesse;
- » Ragionare in ottica di funnel;
- » Essere al posto giusto al momento giusto (attraverso la segmentazione);
- » Ragionare 80/20 (raggiungere 80% del risultato col 20% dello sforzo).

Ringraziamenti e Conclusioni

> " Scegli un lavoro che ami, e
> non dovrai lavorare neppure
> un giorno in vita tua "
>
> - Confucio

Quando si giunge al termine di un progetto, non si può fare a meno di chiedersi quanto efficace sia stato il tempo e l'impegno investito per conseguire gli obiettivi che ci siamo proposti.

Ho faticato non poco a mitigare la foga, la passione e l'entusiasmo di condividere uno spicchio importante della mia vita professionale, nella ricerca di una linea chiara e coerente per esprimere e presentare "un mondo" di concetti non sono proprio scontati e non sempre ben conosciuti. Considero questo mio lavoro come una concreta opportunità per motivare, suggerire, affiancare coloro che nello scenario del Mondo Odontoiatrico comprendono che la loro indiscussa Professionalità può essere implementata da una serie di strategie di Marketing e Gestione Manageriale che si rendono sempre più risolutive e performanti in un contesto che sta rapidamente cambiando.

Mi emoziona il ricordo di quando è scoccata la "scintilla della passione" in tenera età, perché mi lega al ricordo della mia cara mamma Ingrid che in modi frettolosi e comprensibilmente elementari, senza volerlo, mi faceva vivere gli albori della sua carriera commerciale con le problematiche e le tematiche che si insinuavano nella quotidianità della nostra vita famigliare.

Quasi come un gioco del destino, trovo ora vicino mio papà Dario che, dopo mesi di "gavetta e apprendistato", ha trasferito la sua lunga esperienza commerciale dal mondo del legno a quello della tastiera e ha contribuito ad aiutarmi nella stesura di questo libro.

Ringrazio la mia Famiglia, mia moglie Elettra e mio figlio Pietro, per la pazienza, per il tempo che ho sottratto a loro e soprattutto per la fiducia, la serenità e l'incoraggiamento che hanno saputo donarmi, contribuendo alla realizzazione di questo libro di Ideandum, un sogno realizzato in dieci anni di lavoro.

Un grazie ad Armida, a Fabio, ad Alessandro, prima Amici e poi Soci che, insieme a tutti i nostri validi Collaboratori, contribuiscono alla crescita e miglioramento di questa Azienda Ideandum che sempre più si sta trasformando in un centro propulsore di esperienza, di idee e di innovazione.

Grazie a te che mi hai letto, che hai dedicato del tempo, riservandomi Fiducia e Interesse.

Se questo libro ti sarà di stimolo per solcare nuove strade, se potrà concorrere a migliorare ulteriormente il tuo lavoro o se solo ti avrà accompagnato in qualche ora del tuo tempo libero, io avrò comunque la soddisfazione di aver contribuito con un sassolino alla traccia del lungo percorso del cambiamento.

Ideandum, Testimonianze & Case History

PASSIONE   RISPETTO   RESPONSABILITÀ   INNOVAZIONE   DETERMINAZIONE

PROMESSA

Noi crediamo che ci siano molte più soluzioni che problemi.

Per questo nel 2013 siamo stati i primi a ideare strumenti e strategie di sviluppo per gli Studi Dentistici e le aziende del Settore Dentale, con un approccio guidato dall'esperienza concreta, dall'ascolto e dalla lettura dei dati. Questo ci consente di offrire ai nostri clienti soluzioni che portino valore con strategie di Marketing e management personalizzate, rafforzate da partnership per affrontare ogni giorno le sfide con strategie innovative.

CONTESTO E BIG OPPORTUNITY

Ideandum nasce da un'esigenza di mercato. Negli anni '90 essere un professionista in odontoiatria significava avere un'importante fonte di reddito e un futuro assicurato: **oggi non è più cosí.**

Per primi nel 2013 abbiamo offerto strategie a supporto a dentisti e aziende del settore dentale. Nel nostro percorso abbiamo incontrato molti ostacoli e, per nostra natura, ad ogni ostacolo abbiamo contrapposto una soluzione.

 MISSION | Esperti nel settore dentale e medicale per creare un innovativo ponte di comunicazione tra il Paziente, il professionista e l'azienda.

 VISION | Perseguire l'eccellenza, anticipando le tendenze per diventare il punto di riferimento del mercato.

Siamo stati e per questo saremo sempre i primi
"Possono copiarci ma non saranno mai come noi."

Capacità predittiva e scelte data driven
"Nessuno ha tanti dati come noi."

Ecosistema
"Siamo gli unici che hanno chiuso il cerchio di Marketing e formazione, aziende e studi dentistici."

Il fatturato non è l'obiettivo ma una conseguenza
"Non ti portiamo solo contatti ma ti insegniamo come creare un contesto stabile e duraturo che garantisca la fidelizzazione."

IL NOSTRO APPROCCIO

In Ideandum il nostro approccio è basato sull'osservazione analitica e attenta. Le nostre strategie e idee sono basate su solide conoscenze che nascono dall'osservazione del mondo e delle dinamiche del Settore Dentale. Le nostre previsioni trovano sempre riscontro nella conoscenza e nell'analisi dei dati che il mondo moderno ci può offrire tramite gestionali e strumenti di Marketing.

Non dimentichiamo l'approccio più importante: quello che nasce dalla vera passione per il settore dentale, che ci porta a vivere, ad ascoltare e respirare le idee, l'aria, le sensazioni di uno Studio Dentistico. In poche parole: siamo quelli che fanno funzionare il settore dentale.

Testimonianze & Case History

Scansiona il **QR CODE** per essere indirizzato ad un sito Web contenente le **testimonianze** dei nostri clienti, la presentazione di alcune **case history** per rinforzare alcuni dei concetti appresi nella lettura di questo libro.

Bibliografia

Prof. Carlo Guastamacchia
La professione odontoiatrica: Ergonomia della comunicazione
Edra, 2018

Jim Rohn
La mia filosofia del successo
Gribaudi, 2017

Simon Sinek
Partire dal perché
Franco Angeli, 2016

Paul Watzlawick, J. H. Beavin, D. D. Jackson
Pragmatica della comunicazione umana
Astrolabio Ubaldini, 1971

W. Edwards Deming
Out of the crisis
MIT Press Ltd, 2000

F. Malik
Management: The Essence of the Craf
Campus, 2010

Tom Peters
Il momento dell'eccellenza
ROI edizioni, 2021

Danilo Zatta
Le basi del pricing
Hoepli, 2017

FNOMCeO (federazione Nazionale degli Ordini
dei Medici Chirurghi e degli Odontoiatri)
Elaborazione a cure del CED-FNOMCEO
3 marzo 2020

Philip Kotler
Principi di Marketing
Pearson, 2019

Philip Kotler
Marketing 5.0
Hoepli, 2021

Zig Ziglar
Nato per vincere
Gribaudi, 2018

La Masterclass Generare Valore

" Qualunque cosa sogni d'intraprendere, cominciala. L'audacia ha del genio, del potere, della magia. "

- Johann Wolfgang von Goethe

Il primo passo verso il cambiamento è sempre il più difficile.
Una delle qualità che contraddistingue un professionista vincente è il coraggio di guardare avanti, di cercare una soluzione.
Questo è anche lo spirito di Ideandum, ciò che facciamo da quasi un decennio come prima Azienda di Marketing e Management del Settore Dentale in Italia: **trovare soluzioni**.

Ecco perché abbiamo ideato la **Masterclass Generare Valore per Dentisti e Personale del Reparto Segreteria** che ha l'obiettivo di trasmettere il metodo per vincere nel Settore Dentale.
La reale opportunità di scegliere la via giusta, guidati da chi la conosce bene perché ci è già passato un milione di volte.
Condividiamo il riassunto dei nostri 10 anni di esperienza con lo scopo di trasmettere le regole per crescere e vincere in questo Business:
  » Marketing e Management Odontoiatrico
  » Gestione Risorse Umane
  » Analisi dei numeri
  » Efficienza del Reparto Segreteria dello Studio Dentistico

Questo primo passo ha già portato centinaia di Vostri Colleghi ad un percorso che ha migliorato sensibilmente la loro attività.

Formula "soddisfatti o rimborsati", rivolta a Titolare Studio Dentistico e Reparto segreteria.

ARGOMENTI TRATTATI

– Come sfruttare il Marketing e il Web Marketing per attirare nuovi pazienti in Target
– Come analizzare i numeri del tuo Studio
– Come creare un team coeso con le tue risorse umane
– Come fare in modo che i pazienti accettino i tuoi preventivi
– Le migliori Strategie d'impresa
– Come diventare un leader all'interno del tuo Studio
– Come massimizzare l'efficienza del reparto segreteria.

INFORMAZIONI SUL CORSO

La Masterclass Generare Valore ha una durata di 2,5 giorni e si svolge all'interno della nostra sede Ideandum Hub, a Vicenza, in Via Vecchia Ferriera, 5.

La Masterclass è dedicata a tutti gli Odontoiatri che vogliono **acquisire i concetti di Marketing & Management** necessari per rendere lo Studio Dentistico un **ecosistema stabile e duraturo nel tempo**.

Proprio per l'importanza della sinergia tra area clinica e area extra-clinica dello Studio Dentistico, la Masterclass Generare Valore è stata concepita con lo scopo di far partecipare anche una figura del reparto segreteria. Il costo della Masterclass infatti comprende la **partecipazione di due membri della tua struttura**.

DAY 1: i numeri, il fattore umano, come convincere
DAY 2: la gestione della telefonata, i pazienti dormienti, il Marketing odontoiatrico, branding e lead generation
DAY 3: Marketing, strategia e Legge Boldi

I RELATORI

Riccardo Lucietti
Presidente e Fondatore di Ideandum

Armida Parigi
Managing Director di Ideandum Academy

Filippo Zorzan
Business Development Manager Ideandum

Barbara Boicelli
Area Manager dipartimento Academy

Dr. Angelo Riva
Odontoiatra e Imprenditore | Cliente Ideandum

Scansiona il **QR CODE** per
ricevere maggiori informazioni

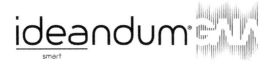

Ideandum GAIA è la risorsa di cui il tuo studio ha bisogno, un software di **assistenza virtuale multicanale** pensato per recuperare i contatti persi, per **risparmiare tempo**, per tracciare tutti i movimenti e la multicanalità, per organizzare lo studio al meglio favorendo la customer satisfaction evitando così situazioni di disorganizzazione.

Inbound   **Pack di gestione delle chiamate in entrata**

> anasili del contesto
> qualificazione del contatto
> analisi e motivazione della chiamata

Pack servizi per le chiamate in uscita   Outbound

richiamo contatti arrviati dal website
promemoria appuntamenti
richiami pazienti dormienti
richiami e sondaggio per Costumer Satisfaction

 7 giorni su 7, 24 ore su 24, **Ideandum Gaia** risponde sempre.

 Favorisce la **customer experience**, generando empatia con il paziente e assegnando le corrette priorità di risposta.

 Traccia tutte le chiamate in entrata e in uscita, migliorando l'efficienza dei richiami.

 Mantiene **un'agenda e un'organizzazione ordinate** all'interno del tuo Studio Dentistico.

 Ideandum Gaia si integra con il tuo CRM restituendo statistiche dettagliate su tutto il processo di customer experience.

 Monitora, controlla e assiste il paziente negli appuntamenti sulla base degli obiettivi dello Studio.

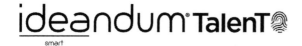

Le figure professionali che cerchi, selezionate dai Professionisti del Settore Dentale.

Ideandum Talent offre soluzioni integrate per la **ricerca e selezione di personale medico, di staff e in generale nell'ambito odontoiatrico**. Grazie alla nostra esperienza sul campo il cliente avrà sempre un **servizio customizzato** in ogni fase del progetto: dall'analisi dei bisogni alla definizione delle figure da ricercare andando a verificare competenze tecniche trasversali e valoriali in linea con la cultura e i valori del cliente (Studio Odontoiatrico o Azienda).

A chi è rivolta?

STUDIO DENTISTICO
Odontoiatra
Segretaria
Assistente alla Poltrona
Office Manager

AZIENDA DENTALE
Agente settore dentale
Manager settore dentale

COME ATTUARE LA RICERCA

1   **ANALISI DEI BISOGNI**
Colloquio introduttivo gratuito con talent scout di Ideandum

2   **CONFERMA & PRESA IN CARICO DEL PROGETTO**
Definizione delle esigenze specifiche e partenza

3   **DEFINIZIONE JOB DESCRIPTION & PIANIFICAZIONE ATTIVITÀ DI RICERCA**
Avvio dello scouting e dell'iter di valutazione dei candidati

4   **SELEZIONE DEL CANDIDATO IDONEO**
Selezione del candidato e presentazione dell'offerta

5   **CONSULENZA PER CONFERMA CANDIDATO E VERIFICA**
Conferma e fattura di chiusura servizio dopo 45/60 giorni

Printed by Amazon Italia Logistica S.r.l.
Torrazza Piemonte (TO), Italy

34175269R00105